LÉSIONS DU PLEXUS BRACHIAL

DANS

LES FRACTURES FERMÉES DE LA CLAVICULE

(ÉTUDE CLINIQUE ET THÉRAPEUTIQUE)

PAR

Étienne BUSSON

Docteur en Médecine de la Faculté de Paris

PARIS

IMPRIMERIE DE LA FACULTÉ DE MÉDECINE

HENRI JOUVE

15, Rue Racine, 15

—

1894

DES

LÉSIONS DU PLEXUS BRACHIAL

DANS

LES FRACTURES FERMÉES DE LA CLAVICULE

(ÉTUDE CLINIQUE ET THÉRAPEUTIQUE)

PAR

Étienne BUSSON

Docteur en Médecine de la Faculté de Paris

PARIS

IMPRIMERIE DE LA FACULTÉ DE MÉDECINE

HENRI JOUVE

15, Rue Racine, 15

1894

AVANT-PROPOS

Les fractures fermées de la clavicule sont un accident fréquent qui, par la difficulté de la réduction et de la coaptation, peut donner au praticien bien des ennuis. Les appareils proposés pour y remédier, en sont la preuve la plus manifeste, et quoiqu'il en soit de bons, on a été dans ces derniers jusqu'à proposer, lorsqu'il se présente des difficultés particulières, ou qu'il est désirable d'avoir un cal aussi peu visible que possible, la suture osseuse. C'est là une question qui, nous en sommes convaincu, aura dans l'avenir une solution tout à fait affirmative.

Ce n'est point là du reste le sujet que nous voulons étudier : étant donné le peu de temps que nous avons eu à notre disposition pour rédiger notre thèse inaugurale, nous avons cru devoir nous limiter à l'étude d'une des complications des fractures fermées de la clavicule : les lésions du plexus brachial.

Une observation personnelle (Obs. XI), a été le point de départ de ce travail; de plus, nous avons autant que possible réuni les observations analogues; elles sont fort rares, malgré que, avec l'aide très obligeante de M. Chipault, interne des hôpitaux, nous ayons pu faire porter nos recherches non seulement sur la littérature médicale française, mais encore sur les publications de langues anglaise, allemande, italienne et russe.

Elles nous permettront cependant d'esquisser l'étude pathogénique et clinique de cette complication à peine signalée dans les traités de pathologie externe.

Enfin quelques cas d'intervention nous permettront d'affirmer la nécessité, dans les cas de ce genre, d'une thérapeutique active et hardie. Ce chapitre tire d'ailleurs un intérêt tout particulier des deux observations inédites à nous communiquées par M. Chipault.

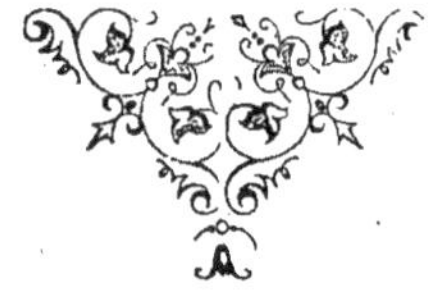

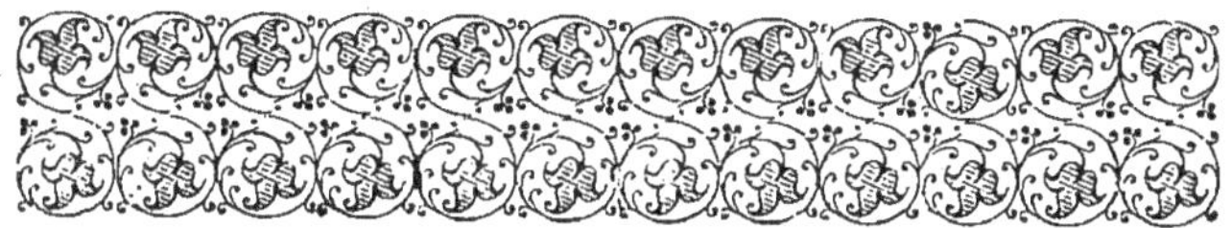

CHAPITRE Ier

Deux mots d'anatomie normale.

Les auteurs classiques divisent, au point de vue de ses rapports, le plexus brachial en trois portions : une portion cervicale, une portion retro-claviculaire, une portion axillaire.

La portion rétro-claviculaire, qui seule nous intéresse, répond au ·tiers moyen du bord postérieur de la clavicule, dont elle est séparée par le muscle sous-clavier, revêtu de son aponévrose. D'autre part, elle repose sur la première côte et sur la digitation supérieure du muscle grand dentelé.

Cette portion retro-claviculaire du plexus est la plus rétrécie; elle est seulement formée de trois cordons qui sont de dehors en dedans : un cordon qui fournit le musculo-cutané et la branche externe du médian ; un cordon qui représente la branche externe du radial, un cordon qui forme la branche interne du radial, la branche interne du médian, le nerf cubital, le nerf brachial cutané interne. Les nerfs du grand et du petit pectoral naissent au niveau même du passage du plexus sous la clavicule. Les nerfs de l'angulaire, du rhomboïde, du sous-scapulaire, naissent au dessus de ce passage.

Nous insistons sur ces dispositions qui, nous le verrons, expliquent quelques unes des particularités cliniques de la complication qui nous intéresse.

CHAPITRE II

Pathogénie.

Etant donné le siège du plexus par rapport à la clavicule, les lésions du plexus seront produites seulement par les fractures du tiers moyen ou du tiers externe de la clavicule : les lésions vasculaires étant réservés aux fractures du tiers interne.

Une fracture, même très externe, passant en apparence beaucoup en dehors du plexus, peut le léser, car le trait de fracture est parfois extrêmement oblique en bas, en arrière et en dehors, et tandis que sa partie antérieure se trouve plus ou moins près de l'acromion, sa partie postérieure se trouve près de la partie moyenne de l'os, c'est-à-dire au niveau du plexus.

Les fractures qui s'accompagnent de lésions du

plexus, sont presque toujours des fractures par cause
directe, qui sont comminutives, ce qui est singulière-
ment favorable, ainsi que nous allons le vo,ir à la pro-
duction des causes susceptibles de léser les cordons
nerveux.

Ces préliminaires posés, étudions plus particulièrement le mécanisme des lésions du plexus dans les
fractures de la clavicule.

Nous croyons qu'on peut les diviser en immédiates,
secondaires précoces et secondaires tardives.

I. — Lésions immédiates du plexus. — Les lésions
immédiates du plexus brachial dans les fractures de la
clavicule peuvent relever de deux mécanismes : la
simple contusion du plexus, sa lésion par un fragment ou une esquille.

La contusion du plexus est due à la rétropulsion
des deux fragments, qui vont comprimer les cordons
nerveux, soit directement, soit en les aplatissant sur
la première côte, et qui peuvent se réduire sans
laisser, du côté du cordon nerveux, de cause permanente d'irritation.

Nous considérons ce mécanisme comme possible,
sans du reste en connaître d'observation.

*La lésion du plexus par le fragment externe, dans
les fractures simples, ou par une esquille dans les fractures comminutives* est au contraire évidente dans un
certain nombre de faits que nous avons lus.

Il en est un, déjà ancien, dû à Earle, et qui est bien net. Le voici :

OBSERVATION I

In Earle H... *Cases and observations illustrating the influence of the nervous system in regulating animal heat. Medico Chirurgical Transactions*, t. VII, 1819, p. 173.

Thomas Anderson, marin, en février 1812, tomba d'une vergue dans une barque qui s'allongeait le long du bord de son bateau. Il resta sans connaissance pendant très longtemps. A son réveil, il s'aperçut qu'on lui avait bandé le bras gauche pour une fracture de la clavicule. Au bout de six jours, le bandage fut enlevé, et l'on trouva le membre impotent et paralysé. Trois semaines après l'accident, en faisant un léger effort pour mouvoir son membre, et de plus, même en restant tranquille, il ressentit une vive douleur dans l'extrémité des doigts. Mais comme le membre entier était absolument insensible à toutes sortes d'impressions, il est probable que la douleur avait son point de départ au niveau de la lésion claviculaire et que sa perception à l'extrémité du membre était analogue à ce qu'on voit parfois après les amputations.

Cette douleur disparut peu à peu, mais le membre resta paralysé et impotent. Alors, à la fin d'août, on m'appela pour voir le malade. Il me parut très probable que le même coup qui avait fracturé la clavicule, avait lacéré ou déchiré le plexius axillaire juste au-dessous de l'os. La circulation sanguine ne paraissait pas modifiée, le pouls des deux côtés était synchone, mais la température du membre malade était beaucoup au-dessous de celle du membre sain. Je proposai l'électricité comme ayant quelque chance d'améliorer l'état de la sensibilité. En examinant la température du membre avant l'emploi de cet agent, je trouvai :

> Main paralysée..................... 70 F.
>
> Bras.............................. 85 »
>
> Aisselle.......................... 94 »

Après avoir fait passer de fortes décharges pendant dix minutes, il y avait :

> Main........................ ..... 74 F.
>
> Bras.............................. 88 »
>
> Aisselle......................... 90 »

La température de l'autre main était de 92°.

Après avoir employé l'électricité pendant quelques jours, le malade dit qu'il ressentait, longtemps après la séance, une sensation de chaleur et de fourmillement. Pendant dix jours je répétai mes expériences, en le plaçant sur un tabouret isolant.

Je trouvai :

		Avant l'électricité	Après
Membre paralysé :	Main............	71	77
— —	Bras............	80	83 1/2
— —	Aisselle........	92	93
Membre sain :	Main............	92	92
—	Bras............	95	95 1/2
—	Aisselle.	96	96

Au bout de quelque temps, la sensibilité commença à revenir au niveau de l'épaule et à la face interne du bras. Les muscles de l'épaule et le grand pectoral reprirent un peu d'activité. Il fut très intéressant de suivre le retour graduel de la sensibilité ; en un point elle était normale, un peu plus bas présentait une exagération morbide, un peu plus bas encore manquait, pour tout excitant mécanique ou chimique.

Désireux de voir si les autres agents avaient de l'action sur ce membre, ou si l'augmentation de température était un résultat tout spécial du traitement électrique, je fis appliquer un vésicatoire sur le dos de la main. On dut le remettre plusieurs fois avant qu'il produisît quelque effet, mais on finit par obtenir de la vésication. Pendant tout le temps qu'elle dura, on ne trouva point de modifications thermométriques aux limites de l'appareil platré ; mais au niveau même de la peau désépidermisée une élévation de 3 degrés. On ne peut savoir si cela dépendait de l'action stimulante du vésicatoire, ou de l'exposition des tissus sous-jacents. En tout cas, la surface dénudée, qui était insensible à tout agent, n'en guérit pas moins fort bien.

Il en fut de même d'une plaie fort étendue par brûlure, et qui n'avait pas été sentie.

Quoi qu'il en soit, le malade finit lentement par s'améliorer, jusqu'à guérison complète. Il me quitta pour entrer comme cuisinier à bord d'un bateau. Son épaule et son membre avaient recouvré leur sensibilité et leur mobilité ; les téguments de la face antérieure de l'avant-bras étaient très sensibles à la pression. Parfois ses muscles fléchisseurs se contractaient involontairement. La température de sa main était normale, mais facilement affectée par celle du milieu environnant.

Dans l'observation ci-dessus, la fracture ne semble pas avoir été comminutive. Il en est de même dans le cas suivant, où le mécanisme des lésions du plexus a été sans doute analogue.

OBSERVATION II

In Charier. *Des troubles nerveux consécutifs aux fractures de la clavicule par cause indirecte. Gazette médicale de Paris.* 1889, p. 402.

Un cavalier du 3ᵉ chasseurs, âgé de 22 ans, profession tailleur, mpérament lymphatique, constitution assez forte, parents bien portants, aucun excès alcoolique ou vénérien, pas de sypilis, pas de tare rhumatismale ou nerveuse, aucune maladie antérieure, tombe de cheval sur le côté externe du moignon de l'épaule en faisant de l'exercice de voltige au manège le 10 décembre 1888, et se fait une fracture de la clavicule gauche à l'union du tiers externe avec les deux tiers internes. Le blessé se relève aussifôt et appelé de suite auprès de lui, nous le voyons quelques minutes après son accident. Il se présente à nous le membre suspérieur du côté blessé rapproché du tronc, l'avant-bras dans la demi-flexion et accusant de vives douleurs autour du moignon de l'épaule. Nous le faisons déshabiller et nous constatons à la vue que l'épaule gauche est située sur un plan un peu plus antérieur, légèrement abaissé et rapproché de la ligne médiane ; le blessé peut à peine faire un faible mouvement d'abduction du bras, la clavicule offre une difformité à peine visible. A la palpation de cet os, nous trouvons un peu de mobilité et de crépitation au siège de la fracture, ce qui assure notre diagnostic.

Devant les douleurs accusées par le blessé, autour du moignon de l'épaule, nous explorons l'articulation qui ne présente aucune douleur à l'interligne ou par le choc des surfaces articulaires, aucun gonflement ; examinant alors le trajet du nerf circonflexe au niveau du bord postérieur du muscle deltoide et au-dessous de l'acromion, au point où ce nerf se distribue à la peau, nous provoquons de la douleur par la pression. Nous mettons le membre dans une écharpe de Mayor.

Le lendemain, les douleurs éprouvées par le blessé sont moins accusées tout en étant encore vives, et elles vont s'atténuant les jours suivants ; mais le 16, c'est-à-dire le septième jour après l'accident, à la visite du matin, le blessé nous dit qu'il n'a pu dormir, par suite des douleurs violentes qu'il a ressenties autour du moignon de l'épaule, avec irradiation le long de la face externe du bras jusqu'au tiers moyen environ, et propagation le long du cou. Dans la journée, les douleurs qui s'étaient un peu apaisées reparaissent pour revenir le soir aussi violentes, au point d'empêcher le blessé de dormir, et de lui causer une grande agitation ; il n'éprouve un peu d'accalmie qu'en se mettant sur son séant ; nous examinons alors l'articulation de l'épaule dans la pensée d'une arthrite, mais nous ne constatons ni les points douloureux classiques, ni gonflement, ni frottement : l'articulation nous paraît parfaitement libre. En revanche, nous développons à la pression de la douleur sur le trajet du nerf circonflexe autour du moignon, et nous diagnostiquons de la nevrite de ce nerf. Les douleurs spontanées durent encore huit jours avec la même intensité, réapparaissant toujours plus vives la nuit ; puis à partir de ce moment, elles vont en diminuant pour disparaître complètement à l'époque où nous levons l'appareil, c'est-à-dire au vingt-huitième jour de l'accident.

A ce moment nous sommes frappé de l'atrophie que présente l'épaule blessée et tout le membre correspondant et des troubles trophiques que nous constatons. Le deltoïde est aplati et l'acromion est saillant, le bras et l'avant-bras présentent trois centimètres de moins que ceux du côté opposé. L'atrophie porte sur les muscles suivants ; deltoïde, sus et sous-épineux, grand pectoral, triceps, biceps, brachial antérieur, muscles épitrochléens et épicondyliens, muscles des éminences thénar et hypothénar. Les plus atteints sont les muscles deltoïde. triceps, biceps et les muscles des éminences thénar et hypothénar ; ces muscles sont mous et flasques. Le deltoïde et le biceps présentent des contractions fibrillaires, Grande diminution de la puissance musculaire. Les doigts de la main sont amincis et effilés, les rides sont moins prononcées, principalement autour de la face dorsale des articulations phalangiennes qui est lisse, les poils de cette même face dorsale sont plus développés, le tissu cellulaire est aminci. La peau de la face palmaire est lisse et violacée, la sécrétion sudorale est plus développée, la température est manifestement diminuée. On ne trouve aucune exception.

La sensibilité au tact existe partout. La sensibilité à la douleur et à la température est augmentée sur le moignon de l'épaule A la partie supéro-externe du bras et le long de la face postéro-externe de l'avant-bras et de la moitié externe du dos de la main en suivant assez exactement le trajet du radial, à tous ces endroits là, on peut enfoncer une épingle et appliquer un corps chaud, sans que le blessé ressente autre chose que la sensation de tact toutes les autres parties du membre supérieur, toutes les sensibilités semblent intactes. Aux doigts même, ainsi qu'à la face palmaire de la main, elles paraissent exagérées ; à la plus légère pression de la pointe de l'aiguille, il retire vivement la main et accuse de la douleur.

La sensibilité faradique des muscles est diminuée.

Le fait suivant est analogue, mais la pathogénie de
la lésion y est beaucoup plus précise : c'était le fragment externe « profondément enfoncé au dessous du
fragment interne », qui lésait le plexus brachial.

OBSERVATION III

Mercier. *Des complications des fractures de la clavicule et en
particulier de la blessure du poumon.* Th. Paris, 1881. (Obs X.
*Fracture de la clavicule en dedans des ligaments cora-clavicu-
laires avec paralysie immédiate et persistante du membre supérieur correspondant,* p. 30).

Le nommé Dalidec, canonnier breveté, âgé de 40 ans, se présente à la visite le 20 novembre 1877. Je constatai immédiatement
que ce matelot avait la clavicule droite fracturée. Voici dans
quelles circonstances survint cet accident : Dalidec se trouvait à
huit heures du matin à son poste de nettoyage. Le canon dont il
était chargé et qui était une pièce de 16 centimètres, avait été
rentré complètement en dedans, de sorte qu'un homme pouvait
très facilement passer entre la bouche du canon et la muraille du
bateau. La mer était assez houleuse. A un moment donné, sur-

vint un mouvement de roulis plus fort, et comme on avait oublié
de mettre en place les coins destinés à immobiliser le canon,
celui-ci obéit à l'inclinaison du navire et notre homme eut l'épaule
droite prise entre la muraille du bateau et la pièce elle-même. Il
y eut perte de connaissance et le malade nous fut conduit dans
cet état. Quand la syncope eut disparu, j'examinai la clavicule
fracturée. Le foyer de la fracture se trouvait à la partie moyenne
de l'os.

Le fragment interne était très saillant et très pointu. L'externe
était profondément enfoncé au dessous du fragment interne. Il
existait une large ecchymose occupant la partie antérieure de la
poitrine et se répandant jusque sur la face interne du bras droit,
mais ce qui nous frappa surtout ce fut l'inertie complète du
membre supérieur correspondant. Il y avait paralysie due évidemment à à la déchirure des cordons nerveux du plexus brachial par le fragment externe. Une écharpe de Mayor fut appli-
quée, on mit des résolutifs sur l'épaule, et le malade fut placé
dans un cadre où il resta un mois, c'est-à-dire jusqu'à son envoi
à l'hôpital de la marine. A cette époque, on put constater la présence d'un cal assez volumineux, mais ne causant aucune douleur.
L'état général du malade était bon ; seulement la paralysie persistait. Je ne pus suivre ce malade à l'hôpital où il resta 6 mois.
D'après les renseignements qui m'ont été fournis depuis, la paralysie aurait persisté et se serait accompagnée d'atrophie des
muscles atteints, malgré le traitement par l'électrisation.

Les lésions du plexus brachial par une esquille sont bien plus fréquentes dans les fractures comminutives : cela se comprend assez, ces fractures étant d'ordinaire des fractures par cause directe et l'agent vulnérant ayant refoulé d'avant en arrière l'os contre les cordons nerveux. Mais alors il y a d'ordinaire plaie. Or, nous avons dit vouloir laisser de côté les fractures compliquées. Il s'ensuit que nous n'allons avoir à citer qu'un fort petit nombre de fractures comminutives avec lésion du plexus : mais c'est uniquement, et nous tenons à le dire, parce que nous laissons de côté les fractures ouvertes.

Voici les quatre observations, malheureusement fort écourtées, sauf une, et d'intérêt restreint, que nous avons trouvées :

OBSERVATION IV

In Gibson. *Principles of surgery*, 6ᵉ édit. I, 271.

Un jeune homme fut frappé au niveau de la clavicule par la chute d'une branche d'arbre. L'os fut fracturé en nombreux fragments et les parties voisines extrêmement contusionnées ; il en résulta une violente inflammation. Les fragments portés au dessous du niveau de la première côte, comprimaient et pénétraient les nerfs du plexus brachial, auxquels ils étaient très adhérents par suite de l'inflammation et de la présence de tissu cicatriciel. Tout le membre supérieur était atrophié et paralysé. Le malade vint à Philadelphie pour subir une opération que je lui refusai à cause de ses dangers.

OBSERVATION V

In Gross. *A system of surgery*, I, 954, 5ᵉ édit. Philadelphia, 1872.

« La paralysie partielle du membre supérieur avec atrophie et contracture de quelques-uns des muscles du bras, de l'avant-bras et de la main peut être mentionnée comme un résultat accidentel de ces lésions, ainsi que cela eut lieu dans un cas observé récemment chez une jeune fille de 15 ans qui avait eu la clavicule droite gravement fracturée quatre mois et demi auparavant par le recul d'un fusil. »

OBSERVATION VI

In Hamilton. *On fractures and dislocation*, 4ᵉ édit., 1871, p. 187.

« A la suite d'uue fracture comminutive de la clavicule, la paralysie avec contracture des muscles s'étendait au poignet et aux doigts. »

OBSERVATION VII

Boone. *Comminuted fracture of the clavicle, compression of the subclavian vein and subjacent plexus of nerves by a fragment. New-York medical record*, t. VIII, 1873, p. 557.

Chos. W..., natif des Etats-Unis, âgé de 28 ans, garçon de taverne, homme vigoureusement bâti, en parfait état de santé. Le 11 février, en conduisant un couple de chevaux, il tomba de cheval, sur l'épaule droite, avec une violence extrême, sur le parapet d'un pont. Lorsqu'il se présenta pour être traité au bout de trois heures, on constata que la clavicule etait brisée comminutivement à sa partie moyenne. Un fragment d'un pouce un quart de long était déplacé transversalement entre les deux extrêmes. La déformation était considérable.

Le bras était froid ; avant-bras et bras insensibles, douleurs au niveau de la fracture. Le malade fut placé dans un lit tête et épaules basses, le bras supporté par une courroie. Des tentatives furent faites pour remettre en place le fragment médian, mais sans succès. Le bras fut fixé au thorax par un bandage plâtré entourant le corps ; le membre tout entier f°t enveloppé de coton et reposé dans une écharpe ; la pièce où se trouvait le malade maintenue à une température tiède et régulière.

Le lendemain, on constate un empâtement considérable du cou et de l'épaule avec un peu d'extravasation sanguine, membre supérieur très gonflé, insensibilité de la main et des doigts.

Le 13 février, le gonflement a encore augmenté ; quelques mouchetures sont faites à la partie supérieure de l'avant-bras et au bras. Compresses d'eau chaude. A partir de ce moment, le gonflement diminua, et au bout de quelques semaines, avait complètement disparu. Le deltoïde s'était un peu atrophié et l'épaule était un peu affaissée. Toutefois, le fonctionnement du bras était très satisfaisant et le membre aussi satisfaisant que possible. Déformation de la clavicule considérable. L'engourdissement de la main et des doigts persista quelque temps puis finit par disparaître.

II. — Lésions secondaires précoces. — Étudions maintenant ce que nons appelons les causes secondaires précoces : ce sont celles qui sont dues à *l'épanchement sero-sanguin dans le foyer de la fracture*, épanchement séro-sanguin parfois énorme, ainsi qu'on le sait.

L'observation suivante de Hilton en est un exemple fort intéressant et, croyons-nous, unique.

OBSERVATION VIII

In Hilton J. *Fracture of the clavicle, shortening, great displacement backward of outer fragment, pressure on nevros of brachial plexus ; paralysis of certains muscles, and partial loss of sensation in the arm ; Guy's hospital reports*, London, 1865, 3e s., XI, 3o2-3i3.

J. M..., âgé de 29 ans, entre à « Cornelius-Ward », sous les soins de M. Hilton, le 17 octobre 1864.

Quarante-deux heures avant son admission un éboulis de terre lui tombas ur l'épaule gauche d'une hauteur de 12 à 15 pieds, alors qu'il travaillait à un tunnel. Il fut examiné par un médecin qui ne pouvant faire une coaptation suffisante, l'envoya à l'hôpital.

Là on trouva la clavicule gauche fracturée à sa partie moyenne ; fragment interne relevé, avec pointe très saillante ; fragment externe impossible à découvrir.

Sous-chloroforme, on repousse en arrière l'épaule et on découvre le fragment externe qui revient en bonne position ; un coussin est placé dans l'aisselle gauche ; le bras gauche est fixé sur le côté du thorax, l'avant-bras et la main sur sa partie antérieure. On obtient ainsi, après deux tentatives infructueuse, une mise du fragment en bonne position. La main gauche touchait l'épaule du côté opposé et le coude gauche était fixé par une écharpe passant sur l'épaule droite et nouée en arrière.

Le 2o octobre (5e jour), le docteur Hilton conseille de modifier l'appareil, qui a l'inconvénient de comprimer le thorax, et conseille d'appliquer un appareil composé de deux brassards chacun enclavant un acromion et une tête humérale, fixés en arrière par quelques tours de bande et attirant l'épaule de ce côté ; mais dans ce cas particulier, cette manœuvre déplaçait considérablement le fragment externe et l'on dut revenir à la méthode première ; malheureusement le fragment externe ne put être fixé en aussi bonne position qu'il l'avait été primitivement.

Le 6e jour, la main gauche est engourdie, le fragment externe est très déprimé.

Le 10e jour, un épanchement considérable occupe le foyer de la fracture.

Le 16e jour, quelques-uns des muscles de la main gauche sont paralysés ; anesthésie partielle du bras gauche.

Le 33e jour, de l'extrémité interne de la clavicule à la pointe de l'acromion, on trouve, pour le côté fracturé, un raccourcissement de trois quarts de pouce.

Trois symptômes d'ordre nerveux très net se manifestent dans le membre : de la douleur, de l'anesthésie, de la paralysie.

La douleur siège le long du bord interne du petit doigt et de la main, et sur le trajet du nerf cubital jusqu'à l'aisselle. Elle est plus intense en arrière du condyle interne de l'humérus, au point où les ramuscules destinés à l'articulation du coude se détachent du nerf. Pas de douleur sur le trajet d'autres nerfs.

Au point de vue de l'anesthésie, les nerfs cutanés venus de la branche interne du plexus brachial (cutané interne, nerf de Wrisberg, cubital), sont les plus gravement atteints de tous les nerfs cutanés du bras. Les nerfs de la branche postérieure (radio-spinal et circonflexe) et le musculo-cutané venu de la branche externe n'offrent pas dans leur sphère une sensibilité normale, mais leurs fonctions sont beaucoup moins atteintes que celles des nerfs précédents. Une partie du médian (les branches allant au doigt), ne transmettent les sensations que très faiblement, tandis que les branches palmaires de ce nerf les transmettent bien plus facilement. Cela n'indiquerait-il pas que les branches digitales viennent de la branche interne du plexus brachial, et les branches palmaires de la branche externe ?

Tous les muscles, à partir du deltoïde, sont fortement diminués de volume. L'avant-bras peut être fléchi et étendu sur le bras; la main peut être fléchie et étendue sur l'avant-bras ; elle peut être mise en pronation et en supination, mais tous les mouvements sont beaucoup moins faciles du côté malade que du côté sain. Du reste, pour tous ces mouvements il est difficile de savoir quels sont les muscles préservés et ceux qui sont atteints ; il n'en est pas de même à la main. Les muscles de la main, suppléés par le médian, sont tout à fait paralysés, ceux suppléés par le cubital légèrement. Le pouce peut, par exemple, être seulement mis en adduction, ce mouvement se faisant par l'adducteur qu'innerve le cubital. L'index ne présente aucune mobilité ; le doigt médian peut être légèrement fléchi, l'annulaire et l'auriculaire très bien, ce qui tient à ce que le fléchisseur des doigts est innervé dans sa partie externe par l'interosseux externe, branche du médian et dans sa partie interne, par le cubital. Le patient ne peut fléchir les doigts aux articulations métacarpo-phalangienne, ce qui tient peut-être à ce que la motilité de cette articulation est surtout due au fléchisseur superficiel, suppléé par le médian. Peu à peu les doigts ont pris une position habituelle en demi-flexion.

Le 44e jour, la douleur existe à peine sur le trajet du cubital ; maintenant existe une douleur à la paume de la main sur les têtes métacarpiennes. La peau innervée par les nerfs dérivés du cordon externe, transmet maintenant d'une façon normale les impressions sensitives ; celle qui dépend du cordon interne d'une façon beaucoup moins satisfaisante. Le pouce et l'index peuvent être légèrement fléchis, mais les mouvements du pouce qui se font sous l'influence de l'opposant (innervé par le médian), ne peuvent être faits. Les mouvements des trois doigts internes sont améliorés pour la flexion et l'extension, de même que pour la flexion et l'extension dans l'articulation métacarpo-phalangienne, mais il semble que la flexion plus étendue des corps soit due à un fonctionnement meilleur du fléchisseur profond (partiellement innervé par le cubital). En effet, les mouvements dus uniquement au fléchisseur superficiel ne peuvent être accouplés. Aussi le malade ne peut fléchir les doigts à l'articulation métacarpo-phalangienne et l'articulation phalango-phalangienne (mouvements dus au fléchisseur superficiel), sans mobiliser en même temps les phalangettes (mouvement dû au fléchisseur profond). Les interosseux n'ont que peu d'action ; cependant ils sont suppléés par le cubital. Le côté radial de l'index a sa sensibilité très diminuée.

Le 45e jour, diminution de l'empâtement, symptomes nerveux non modifiés. Artère radiale gauche plus petite que la droite.

Le 3 avril 1865, le malade dut quitter l'hôpital pour insubordination et n'a pas été revu depuis.

III. — Lésions secondaires tardives. — Enfin, parmi les causes secondaires tardives de lésion du plexus brachial, la plus fréquente est la formation d'un cal hypertrophique, que favorise la présence de fragments difficiles à maintenir réduits, ou de fragments multiples entraînant de côté et d'autre des lambeaux de périoste qui proliféreront et produiront cet accident redoutable.

Les cals hypertrophiques dans les fractures de la clavicule ne sont pas rares, ainsi qu'en témoignent les collections des musées, les atlas de Hamilton et de Gurlt : cela n'est pas étonnant, étant donnée la difficulté ou l'impossibilité si fréquentes de maintenir les fragments en bonne position. On peut même dire qu'il n'est point ou presque point de fracture de la clavicule sans un peu d'hypertrophie du côté du cal. Il est bien rare qu'on arrive à une guérison parfaite sans déformation, telle que celle obtenue par M. Chipault dans un cas publié par lui en 1888 : « Fracture de la clavicule guérie sans déformation ; appareil en huit de chiffre. *France médicale*, 1888, I, 978-981. »

On peut donc dire que si le plexus brachial était directement accolé à la clavicule, la compression tardive serait la règle, mais il ne faut pas oublier qu'entre les deux s'interpose le muscle sous-clavier, précieux coussin de protection.

Aussi les compressions du plexus brachial par cal hypertrophique de la clavicule sont-elles des plus rares. En dehors de quelques observations que nous rapporterons au chapitre « Traitement », nous n'en connaissons que deux exemples, et même dans l'un, le cal comprimait plus encore les vaisseaux que les nerfs.

Voici ces deux faits :

OBSERVATION IX

In Polaillon. Art. *Clavicule. Dict. Encyclopédique des Sciences médicales*, 1re série, t. XVII, p. 692.

« Lorsque je remplaçais M. le professeur Broca pendant les vacances de Pâques, au mois d'avril 1872, j'ai eu l'occasion d'observer, à l'hôpital des cliniques, une femme qui quelques mois auparavant avait subi une fracture du tiers moyen de la clavicule droite. Cette fracture avait été méconnue et traitée comme un rhumatisme articulaire de l'épaule. Il s'était formé un cal volumineux qui faisait saillie en bas et en arrière dans la première côte.

La douleur que cette femme avait ressentie lors de sa fracture n'avait pas disparu, à mesure que le cal s'ossifiait. Elle se plaignait d'un engourdissement douloureux dans le bras et l'avant-bras et d'un affaiblissement singulier dans la force de ce membre. La sensibilité cutanée, examinée, comparativement avec celle du bras gauche n'était qu'un peu diminuée. Mais la température de la main droite était constamment moins élevée que celle de la gauche, et la différence allait en moyenne à 1°5. Cet abaissement de la température nous conduisit à penser que l'artère sous-clavière était comprimée et que les nerfs du plexus brachial ne l'étaient pas ou l'étaient fort peu. Si, en effet, ces derniers eussent été comprimés, c'est une élévation de température et non un abaissement qui se serait manifesté dans le bras, l'avant-bras et la main. Cette femme a été perdue de vue, mais il est probable, que les accidents qu'elle présentait se sont amoindris avec le temps car on sait qu'à la longue, le cal diminue un peu de volume, et surtout que ses aspérités s'amincissent.

OBSERVATION X

In Tillaux. *Rapport sur une observation de* M. Chalot *intitutée :
Fracture de la clavicule ; Lésions du plexus brachial ; Troubles
trophiques divers ; Bulletins et mémoires de la Société de Chirurgie de Paris*, 1879, n. s. V, 190-192.

S. B..., 35 ans, mineur, né à Saujac (Ardèche), est entré le
26 mai 1877, à l'hôpital Saint-Eloi, salle Saint-Eloi, n° 37, service
de M, le professeur Dubreuil.

Il y a 4 ans, un sac de blé est tombé sur l'épaule droite de ce
malade et lui a fracturé au tiers externe la clavicule du même
côté. Le bras ne fut pas paralysé à la suite de l'accident. La
fracture fut consolidée au bout de 25 jours, au moyen d'une
écharpe de Mayor. Mais quelque temps avant qu'on eût enlevé
l'écharpe, du picotement de l'engourdissement, des fourmillements
se firent sentir dans tout le membre supérieur droit et principalement à la paume de la main et à la pulpe des doigts. Plus
tard, le malade éprouva dans le membre comme un agacement
des plus pénibles : il lui semblait, selon son expression, qu'on
lui rongeait les chairs. Enfin, depuis six mois, il est fortement
inquiété, non plus par les douleurs, mais par une hyperesthésie
telle qu'il ne peut toucher le moindre objet sans éprouver des
nausées, du hoquet, et parfois des vomissements. Voici son
état : le membre supérieur est tenu soigneusement fléchi contre
la poitrine, les doigts sont également fléchis dans la paume de
la main, afin d'éviter toute espèce de frottement, de frôlement

sur la pulpe si sensible des doigts. Le malade ne se sert jamais pour la même raison de la main droite, soit pour s'habiller, soit pour porter les aliments à sa bouche ou pour faire n'importe quelle autre action nécessitant la mise en jeu de la main droite ; c'est la main gauche que le malade charge exclusivement de ce rôle complexe.

Lorsqu'on essaie de défléchir les doigts, on y parvient sans difficulté. Mais le seul attouchement de la pulpe des doigts provoque des nausées et un spasme inexpliqué du diaphragme qui se traduit par le hoquet. Si ces attouchements sont répétés coup sur coup, on provoque les mêmes phénomènes spasmodiques, un ou deux hoquets, puis un état d'angoisse inexprimable dû à l'avortement des spasmes réflexes, ou plutôt à la tétanisation du diaphragme, comme dans le tétanos expérimental d'un muscle quelconque sous l'influence des excitations répétées. La face pâlit, puis se congestionne et une sueur froide se montre sur le front, notamment du côté malade. Si l'on mouille les doigts du malade avec de l'eau à la températnre ordinaire, le simple attouchemeut ne produit plus aucun phénomène spasmodique mais le frottement, la piqûre avec une épingle, le pincement provoquent encore des nausées, la pâleur de la face, les convulsions du diaphragme, et le hoquet puis la rougeur de la face, et la sueur du front ; quand le malade veut toucher ou saisir certains objets de la main droite, il a toujours la précaution de mouiller ses doigts avec de la salive ou de l'eau ordinaire, plutôt tiède que froide ; car l'eau froide, les courants d'air frais sont pour lui des causes de nausées, et quelquefois il lui arrive de vomir son manger lorsque par hasard il touche un corps froid. Il suffit de souffler sur l'extrémité des doigts pour amener les nausées, le spasme phrénique et le hoquet. Les mêmes phénomènes sont produits par le chatouillement, le pincement, la pression, la piqûre, l'application d'un corps très chaud ou très froid, au niveau de la face palmaire des doigts et de la main, de la partie antérieure de l'avant-bras, de toute la circonférence du bras. Au contraire, nne excitation même forte de la face dorsale des doigts, de la main, de l'avant-bras, produit à peine quelques douleurs dans l'extrémité du membre, mais rien du côté du diaphragme ni du côté de la face.

La peau sur la face palmaire des doigts et de la main est lisse, rougeâtre, inondée de sueurs; sur le dos de la main et sur tout le reste du membre, elle est sèche, terne, ridée, mais sans expansion exagérée ; les poils sont ternes et courts, plus rares comparativement à l'autre membre. La température est également moindre au toucher. Le malade lui-même éprouve une sensation de froid dans tout le membre et surtout dans la main qu'il a soin de cacher sous son habit.

La pression au niveau des principales bifurcations des nerfs jette le malade dans un état de malaise et presque de syncope. Les muscles eux-mêmes sont diminués de volume et douioureux au pincement, mais sans contractures. Les articulations paraissent saines; quant aux divers modes de la sensibilité, ils sont tous et partout conservés. Il n'y a pas de retard, pas de transformation, pas d'ectopie des sensations. Les spasmes réflexes provoqués par l'excitation des parties hyperesthésiques sont exactement localisés au diaphragme et ne retentissent ni sur le membre malade, ni sur les autres parties du corps. Au niveau de la clavicule, vers son tiers externe, on trouve un cal volumineux, et dans lequel on sent la proéminence des extrémités chevauchées de l'ancienne fracture. La pointe du fragment sternal, superficielle, est dirigée en haut et en avant ; celle du fragment scapulaire est déviée en arrière, vers le scalène antérieur et le plexus brachial. La pression du cal, en arrière et au-dessus, est extrêmement douloureuse et provoque l'état convulsif du diaphragme avec nausées, hoquet et sueurs froides, pouls petit, pâleur de la face.

Il en est de même lorsqu'on porte en arrière et en dedans, vivement, le moignon de l'épaule. La pression des branches susacromiales du plexus cervical superficiel du nerf spinal (branche externe) à son émergence du tiers supérieur du muscle sterno-mastoïdien, du nerf mentonnier, du nerf sous-orbitaire, du nerf sus-orbitaire, du grand nerf occipital d'Arnold du côté malade, amène les mêmes phénomènes réflexes. L'excitation mécanique des branches postérieures droites des nerfs rachidiens, à la nuque, au dos, jusqu'à la cinquième vertèbre dorsale, détermine également les mouvements convulsifs du diaphragme. Mais le simple attouchement de la peau, dans ces régions, ne suffit pas comme à la face palmaire des doigts de la main droite. Il faut pincer, tirailler, piquer, comprimer la peau et les muscles sous-jacents. En un mot, tous les nerfs principaux à leur émergence, sont excessivement sensibles dans la moitié droite de la face, du cou et de la partie supérieure de la poitrine. L'excitation des nerfs homologues du côté opposé ne produit point de phénomènes semblables. La zone d'excitation et d'hyperesthésie n'est toutefois pas exactement limitée à la ligne médiane de la tête et du tronc. Elle dépasse de 1 centimètre à 1 centimètre 1|2, ce qui s'explique à merveille par la présence des plexus nerveux anatomotiques.

Les muscles de l'épaule droite sont moins volumineux que ceux du côté gauche ; quant à la face, elle ne présente pas dé différence manifeste entre la moitié droite et gauche. Les pupilles sont égales, en état de contraction modérée, et ne sont pas modifiées par l'excitation de la zone hyperesthésique.

Le malade a une constitution moyenne ; sa santé générale est bonne. Il n'a jamais fait d'excès, et n'a jamais été sérieusement malade. Pas d'hérédité pathologique bien précisée. Il sort de l'hôpital le 4 juin, sans avoir subi de traitement.

OBSERVATION XI (personnelle).

J. V..., ouvrier, est pris entre un mur et une machine, et se fait une fracture de la clavicule droite pour laquelle on lui met une écharpe de Mayor, puis il quitta le pays et se fit soigner à l'hôpital au Mans. Plusieurs mois après, il vint me trouver se plaignant de l'impotence complète de son membre qu'il attribuait à la pression trop grande de l'appareil, gardé pendant un mois, et dont la cause évidente était un cal hypertrophique de la clavicule où je reconnus un fragment externe déprimé et comprimant le plexus. Tout le membre était atrophié, l'atrophie étant beaucoup plus intense au niveau des doigts et de la main ; réaction de dégénérescence sur les eminences thénar. et hypothénar, sur les fléchisseurs du poignet ; troubles trophiques divers : onycogyphose glossy stens, etc. ; toutes les articulations étaient immobilisées, les demi-flexions étaient raides par rétraction tendineuse. Je les mobilisai légèrement et le malade recouvra quelques mouvements de son épaule et de son bras.

Malheureusement, il refusa tout traitement portant sur la clavicule même, et n'a pu être suivi.

Une curieuse et dernière variété est la *compression du plexus par le fragment externe mobile d'une clavicule pseudarthrosée..* On en trouvera un fort intéressant exemple (cas de Barker) à notre chapitre du traitement. Ces accidents, dans ce cas, ne survinrent que dix ans après le traumatisme.

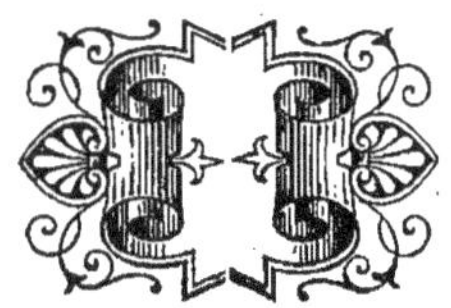

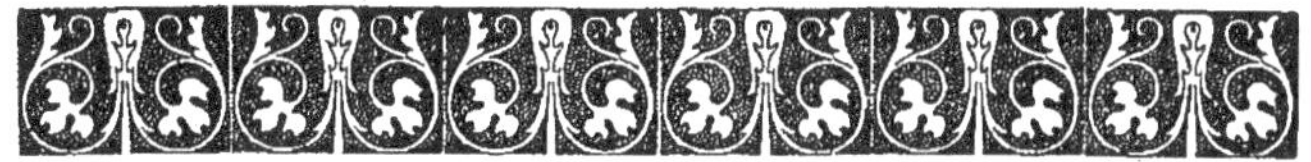

CHAPITRE II

Symptômes, Diagnostic, Pronostic.

Les symptômes des lésions du plexus brachial par fracture fermée de la clavicule sont ceux de toute lésion traumatique de nerfs avec quelques points de détail sur lesquels on n'a peut-être pas suffisamment insisté, et que nous étudierons plus particulièrement.

Ces symptômes portent sur la motilité, la sensibilité, la trophicité.

a) La motilité est plus ou moins atteinte, tantôt d'une manière complète, tantôt d'une manière incomplète, la paralysie ne portant que sur un certain nombre de muscles, appartenant soit à l'une, soit à l'autre des nerfs du membre, soit à plusieurs sur le même sujet. En somme, distribution irrégulière des troubles moteurs.

« Il n'en est pas moins vrai, dit M. Chipault, dans

une note publiée par lui sur ce sujet, que les accidents sont généralement plus graves dans la sphère du musculo-cutané, du radial et du médian, que dans la sphère du cubital. Le fait a pour cause certaine la proximité toute particulière du foyer de la fracture et de la branche externe du plexus, branche d'où dépendent les nerfs spécialement incriminés. On n'a pas remarqué non plus, croyons-nous, jusqu'ici, que de toutes les branches accessoires du plexus qui se rendent aux muscles scapulaires et pectoraux, une seule naît au point même où la clavicule croise le plexus, celle du grand pectoral, aussi est-elle atteinte dans un bon nombre de cas de lésions du plexus par fracture de la clavicule. Le fait est noté dans une de nos observations, il l'est également dans plusieurs de celles déjà publiées, en particulier dans le cas de Barker qui fut opéré. Nous nous rappelons, d'autre part, l'avoir constaté, poussé à l'extrême, dans un cas de fracture de la clavicule au tiers externe, sans autre accident nerveux et où l'on dû supposer, en l'absence de toute autre cause possible, que la lésion du seul filet du grand pectoral avait produit cette atrophie localisée et très gênante au point de vue fonctionnel. Ajoutons que l'intégrité constante des filets nerveux des muscles scapulaires s'explique avec la plus grande simplicité par leur naissance du plexus brachial bien au dessus de la clavicule, au delà de toute atteinte possible. »

L'intensité, sur un muscle donné, de la paralysie est, d'autre part, très variable ; il est de règle qu'elle porte sur tout le muscle (comme du reste toute paralysie d'origine périphérique) et qu'elle le mène rapidement à l'atrophie, et à la réaction de dégénérescence.

b) La sensibilité est souvent beaucoup moins atteinte que la motilité. Les troubles peuvent porter sur toutes ses variétés : sensibilité au contact, à la température, à la douleur. Malheureusement, les observations sont souvent bien brèves sur ces points intéressants ; on trouvera cependant dans celle d'Earle, une intéressante étude des troubles de la sensibilité thermique.

Les anesthésies peuvent être étendues à tout le membre ou limitées, sans distribution régulière : fait connexe de l'irrégularité de distribution des accidents moteurs. Notons toutefois que la face interne du bras, dont la sensibilité dépend des premiers nerfs intercostaux est toujours préservée.

c) Les troubles trophiques sont variables et multiples : desquamation, gloss skin, chute ou incurvation des ongles, ulcérations rappelant plus ou moins le mal perforant ; du côté des gaines tendineuses, rétractions ; du côté des muscles, l'atrophie déjà notée. Si les articulations s'ankylosent, il est exceptionnel de trouver des troubles trophiques osseux, de l'atrophie du squelette : ce que pouvaient faire prévoir l'évolution des accidents sur des sujets presque toujours adultes ;

d) Les douleurs sont variables, soit étendues à tout le membre, soit localisées au trajet des troncs nerveux.

L'évolution des accidents dépend uniquement de leur cause anatomique.

Ceux qui sont dus à la contusion du plexus, à une esquille se manifestent de suite après l'accident ; ceux qui ont pour cause l'épanchement séro-sanguin apparaissent au bout de cinq ou six jours ; ceux qui sont provoqués par l'hypertrophie du cal ou la mobilité d'une pseudarthrose se produisent fort tard, au bout de quelques semaines ou même de plusieurs mois et de plusieurs années.

Une fois installés, ils évoluent de deux façons différentes, suivant leur cause. Les accidents dus à la contusion du plexus, ou à un épanchement séro-sanguin, s'atténuent peu à peu, finissent par disparaître, en laissant cependant presque toujours après eux de la douleur sur le trajet d'un ou deux nerfs, des fourmillements qu'un malade comparaît au picotement que l'on éprouve lorsqu'on plonge la main dans de l'acide phénique fort ; une grande susceptibilité du membre aux agents vulnérants et surtout aux changements de température. Lorsque la cause des accidents est permanente, fragment externe, esquille, cal ou pseudarthrose, ils évoluent au contraire vers l'aggravation, et alors ils aboutissent presque fatalement à l'impotence complète du membre.

Ces différences d'évolution peuvent déjà servir dans quelques cas à faire un diagnostic entre les diverses variétés. On tirera aussi grand bénéfice d'un examen attentif du foyer de la fracture ; à la période de début, il révélera la présence d'un fragment externe très enfoncé ou d'une esquille que l'on cherchera en arrière de l'os ; à la période tardive, il montrera s'il s'agit d'un cal ou d'une pseudarthrose.

Ce diagnostic différentiel permet seul de poser un pronostic exact ; cela est évident, puisque l'évolution des accidents dépend en grande partie de leur cause.

Mais il faut bien dire que ce pronostic est d'ordinaire désastreux ; la contusion simple du plexus et la compression par épanchement sanguin sont de simples curiosités pathologiques. et, même avec elles, il n'est point prouvé que du tissu cicatriciel ne viendra pas endommager le plexus plus ou moins tard, ne serait-ce qu'en gênant la circulation des nerfs. Toutes les autres causes de lésions du plexus mènent à peu près fatalement à une impotence absolue, compliquée de douleurs et d'infections possibles par les ulcérations trophiques.

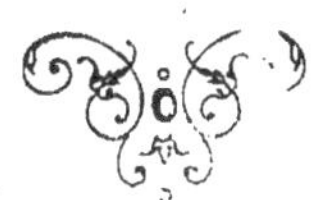

CHAPITRE III

Traitement.

Un traitement énergique s'impose donc : Ce traitement peut être préventif ou curatif.

On fera, toutes les fois que cela sera possible, le traitement préventif, c'est-à-dire, que quand on trouvera soit une esqulle soit un fragment externe très long et très profondément enfoncé, soit une fracture comminutive, même lorsqu'il n'y aura pas encore de lésions du plexus, on ouvrira le foyer de la fracture, on le débarrassera de tous les fragments vulnérants qui s'y rencontrent et l'on suturera l'os. C'est le seul moyen de s'assurer contre un déplacement de l'esquille ou du fragment externe du côté du plexus, déplacement toujours possible. De même, lorsque les caractères de la fracture : comminutivité, difficulté d'avoir une bonne coaptation, devront faire craindre un cal hypertrophique, on aura tout intérêt, pour éviter son évolution et les accidents consécutifs, à inciser et suturer.

Voici une intéressante observation de ce genre, publiée par M. Poirier dans sa si importante leçon de la *Semaine médicale* sur la suture osseuse dans les fractures de la clavicule.

OBSERVATION XI

In Poirier (P.). — *De la suture osseuse dans les fractures de la clavicule.* (*Semaine médicale* 1891, XI, 362-364).

Le nommé R... Joseph, passementier, âgé de 51 ans, entre le 22 mars 1891 à l'hôpital Lariboisière, où il est couché dans le service de M. le docteur Berger, salle Chassaignac, lit 24.

Ce malade a été renversé dans la rue par une voiture assez lourdement chargée, dont la roue lui a pris la partie supérieure du tronc en écharpe. On constate en effet une légère ecchymose au niveau des premières côtes gauches, près de l'aisselle. Toute cette région est douloureuse, le malade ne peut tousser sans douleur ; néanmoins on ne trouve pas de fractures de côtes ; pas de crachement de sang.

Du même côté, il y a une fracture évidente de la clavicule, le bras est abaissé, ses mouvements sont difficiles et on sent une crépitation très nette.

Le lendemain, en examinant cette fracture, on constate tout d'abord qu'il n'y a pas d'ecchymose à son niveau, le gonflement est à peine appréciable, aussi la clavicule est-elle facile à explorer dans toute son étendue.

C'est alors que l'on trouve un trait de fracture siégeant à peu près au niveau de l'union du tiers moyen avec le tiers externe de l'os. Ce trait est très obliquement dirigé d'arrière en avant et de dehors en dedans. Les douleurs sont vives à son niveau. Mais, de plus, on peut constater qu'une partie du bord postérieur du fragment interne s'est détachée, formant une longue esquille, dont l'extrémité interne est restée accolée à la clavicule sans lui adhérer, et dont l'extrémité externe, plus volumineuse, s'est complètement écartée, pour se diriger en arrière du côté du plexus brachial.

Malgré la direction de cette esquille, il ne semble pas qu'elle ait intéressé de filets nerveux importants, car on ne constate du côté du membre supérieur aucun trouble de la sensibilité.

Tous les mouvements du bras, de l'avant-bras et de la main sont faciles, la flexion, l'extension, la supination, etc., s'exécutent comme à l'ordinaire.

Malgré cette absence de lésions nerveuses présentes, dans la crainte de compression par un cal, je propose une intervention qui est acceptée par le malade.

Celui-ci, bien qu'assez fortement alcoolique, ne présentait aucun antécédent, les urines ne contenaient ni sucre ni albumine ; aussi l'opération fut-elle pratiquée le 25 mars.

Après avoir pris toutes les précautions d'usage, le malade est endormi ; la peau est incisée, on note ce qu'on avait déjà constaté, c'est-à-dire le peu d'abondance de l'épanchement sanguin, et on vérifie l'exactitude du diagnostic. L'esquille osseuse, qui s'enfonçait en arrière jusqu'au plexus brachial, est enlevée ; elle mesurait 3 centimètres de longueur avec une épaisseur moyenne de 5 à 6 millimètres d'épaisseur. Les deux fragments sont rapprochés l'un de l'autre et maintenus par un aide pendant que je perfore les extrémités osseuses et pose les fils d'argent ; on en place deux distants l'un de l'autre d'un centimètre environ, après les avoir tordus ; on coupe leur extrémité, on les rabat en les appliquant fortement sur le périoste. Ce dernier n'est pas suturé. Suture de la peau au crin de Florence. Pas de drain. Pansement au salol.

Le malade étant toujours endormi, on place la main du côté opéré sur l'épaule du côté sain et, après avoir mis un coussinet d'ouate dans l'aisselle et un autre entre le coude et le thorax, on fixe le bras dans cette position par de nombreux tours de bande.

Un peu de température le premier jour.

Le pansement n'est enlevé qu'au bout de trois semaines, le malade ne s'était plaint de rien et la température était restée normale. La réunion des parties molles est parfaite, les crins sont enlevés. La consolidation paraît à peu près complète, le cal est peu volumineux et on ne constat guère qu'un élargissement de l'os dans le sens antéro-postérieur.

On ne permet encore aucun mouvement et le bras est maintenu en écharpe pendant quelques jours.

Le plus souvent, bien entendu, on n'intervient que lorsque les accidents nerveux ont débuté.

S'agit-il d'accidents immédiats, cette intervention peut du reste être très précoce ainsi que le montre l'observation suivante que nous devons au docteur Chipault.

Il s'agissait dans ce cas de lésion du plexus brachial par la pointe du fragment externe.

OBSERVATION XII

Fracture comminutive de la clavicule droite le 15 juin 1892. Appareil. Lors de son ablation, douleurs vives provoquées par tous les mouvements et déterminant une impotence absolue du membre ; Suture au fil d'argent et ablation d'une esquille le 31 juillet ; Guérison.

Mlle X..., étant en voyage, se fait, à la suite d'une chute de voiture, une fracture de la clavicule droite à l'union du tiers externe et des deux tiers internes de l'os. Malgré l'application soigneuse d'une écharpe de Mayor, il persista une douleur vive qui nécessita à plusieurs reprises le changement de l'appareil. A mon premier examen, le 24 juillet, je constatai une absence complète de consolidation et une impotence complète de la clavicule droite due aux douleurs intenses locales et irradiées que provoquait le moindre mouvement. Il y avait, sans aucun doute, une esquille osseuse lésant le plexus brachial et nécessité d'une intervention immédiate destinée à enlever cette esquille et à suturer l'os non consolidé.

L'opération fut faite le 31 juillet avec l'assistance de mes deux confrères, les docteurs Pilate et Pélissier, sous chloroforme, après lavage de la région au sublimé puis à l'éther. L'incision, d'une douzaine de centimètres, fut pratiquée sur le bord supérieur de l'os, les fragments mis à nu et en arrière, une esquille formée par l'extrémité très acérée et détachée du fragment interne avec sa pointe très aiguë dirigée du côté du plexus brachial, découverte et enlevée. Les deux fragments furent avivés, un fil d'argent passé dans l'un et dans l'autre avec le perforateur ce qui fut délicat à cause de la fragilité de l'os chez cette jeune fille ; enfin les deux bouts entortillés et aplatis sur le bord inférieur des deux fragments coaptés. Sutures du périoste au catgut, de la peau au crin de Florence, pas de drain ; appareil consécutif.

Tout marcha bien pendant trois jours, puis il survint un peu de gêne dans la région claviculaire sans du reste aucune élévation de température. La partie sus-claviculaire de l'appareil fut défaite, les crins de Florence enlevés ; un peu de sérosité s'écoula par un des angles de la plaie et le pansement fut refait à la gaze salolée. On avait pu constater le maintien parfait en place des fragments osseux, et l'absence complète de douleurs lors des mouvements de la tête.

Après une amélioration marquée, la même gêne reparaît, les bords de la plaie s'étaient en partie entrebaillés et finirent par se fermer en laissant une toute petite cicatrice. L'adiposité de ma malade avait été pour beaucoup dans ces très légers incidents.

Le résultat fonctionnel n'en fut pas moins parfait ; dès la levée de l'appareil — au bout de deux mois — on put constater la coaptation très satisfaisante, l'absence de déformation et de toute douleur lors des mouvements du bras ou de la tête. Il persistait seulement une légère sensibilité à la pression au niveau de la suture, sensibilité qui disparut bientôt. Aujourd'hui, près de deux ans après l'intervention, le résultat est persistant et parfait.

La grande majorité des interventions tentées l'ont été pour lésion tardive. Exceptionnellement alors il s'agit d'une pseudarthrose, qui rendant très mobiles les fragments, fait peser l'externe sur le plexus brachial. Nous en connaissons deux exemples, l'un publié par Barker en 1886, dans le *British médical Journal*, dans ce cas le fragment externe provoquait de la compression intermittente du plexus et des sparmes analogues à ceux de la crampe des écrivains. La résection et la suture des extrémités articulaires guérirent complètement le malade. L'autre observation est plutôt une observation de consolidation retardée; l'intervention y fut nécessitée par des accidents fonctionnels à forme parétique ordinaire.

OBSERVATION XIII

In Barker. *Ununited fracture of clavicle causing pressure on brachial plexus. British médical journal,* 1888, t. I, p. 207.

G..., de 12 ans, en bonne santé. Peu de temps après sa naissance, on s'aperçut que sa clavicule était brisée. Le travail avait été naturel et aucun accident n'était advenu. La mère avait fait une chute vers le 3e ou 4e mois de sa grossesse,

Jusqu'à il y a trois ans, cet état ne produisit aucune gêne fonctionnelle, malgré l'existence d'une pseudarthrose. A ce moment l'enfant commença à se plaindre de douleurs et de pesanteur dans le bras droit, Il s'aperçut que ses doigts devenaient raides sur son porte-plume lorsqu'il écrivait ; il fallait les frictionner longtemps pour qu'ils reprissent leur rectitude. La clavicule droite était plus courte d'un pouce et demi que la gauche et l'épaule droite plus basse. L'extrémité interne du fragment externe s'engageait au dessous et en arrière de l'extrémité externe du fragment interne. Les extrémités fracturées étaient arrondies et mobiles. L'écriture devenait rapidement illisible, et la douleur dans le membre si vive que l'enfant ne pouvait fermer les mains. Le repos ne provoqua aucune amélioration ; on constata de l'atrophie de l'éminence thémar et des lésions de la peau du bras droit, plus petit que le gauche. Pas d'anomalie dans la sensation ; nerfs du plexus brachial dans l'aisselle, et gros troncs du bras plus sensibles à droite qu'à gauche. Tous les muscles réagissent sauf le premier interosseux dorsal droit.

Le 26 août 1885, on tailla au devant de la clavicule un lambeau semi-lunaire de peau et de muscles, on réséqua la pseudarthrose et sutura avec un fil métallique les surfaces d'abord sectionnées. Le bras fut maintenu par un appareil plâtré. Au bout de 14 jours, on trouva la place fermée sans une goutte de pus : en un seul point elle n'était point fermée, au niveau où un drain de catgut avait été placé. Le pansement et l'appareil furent encore laissés en place pendant une quinzaine et furent alors définitivement enlevés, la plaie étant belle et l'os fermement réuni par un cal. Peu de temps après, l'enfant put écrire et les symptômes précédents avaient disparu. L'examen électrique montra une amélioration correspondante et les ongles des doigts se mirent à croître normalement, un sillon marquant la différence avant et après l'opération. Depuis ce moment le bras a rapidement retrouvé sa force, et tous les symptômes cités ont disparu : le bras droit est redevenu égal au gauche.

OBSERVATION XIV

In Powers C.-G. *Case of fractured clavicle attended by non union and extensive funetional desability. Complete cure by viring. N.-York m. J.* 1889, t. I, 572.

J... G..., vigoureux, entre le 12 septembre 1889 dans le service du docteur Bull à New-York Hospital.

Trois mois avant, il était tombé d'un camion dont la roue lui avait passé sur l'épaule. A l'hôpital on lui dit qu'il avait une fracture de la clavicule, on lia son bras à son côté, et au bout de trois semaines on le renvoya en lui conseillant de porter son appareil pendant encore deux semaines et alors de commencer à se servir de son bras.

Il suivit ce conseil, mais trouva en enlevant l'appareil qu'il y avait une vive douleur au niveau du siège de la fracture et que les mouvements de l'épaule étaient presque impossibles. Environ deux semaines après il demanda un traitement dans un dispensaire ; on lui donna un liniment, en lui conseillant de se frictionner l'épaule et de faire des mouvements avec son bras. Cependant les fonctions ne revinrent pas, et trois mois après l'accident initial, il entra à New-York Hospital.

A ce moment l'examen révéla une fracture du milieu de la clavicule droite. Il n'y avait pas de réunion ; on constatait de l'indépendance et des mouvements libres des fragments, l'extrémité externe du fragment interne pointant en arrière et en haut, l'extrémité interne du fragment externe se dirigeant en avant et en bas. Il existait un chevauchement sur une longueur d'un pouce et demi. En portant les épaules fortement en arrière, la déformation pouvait être si bien réduite que les fragments ne se recouvraient que d'un demi-pouce. Ii y avait atrophie marquée du deltoïde, et le bras du côté malade était plus petit que l'autre, en circonférence. Les mouvements actifs de l'épaule étaient perdus pratiquement. L'abduction du bras était possible, mais de quelques degrés seulement ; la rotation, la flexion et l'extension manquaient à peu près complètement.

Le Dr Bull le soumit à un traitement opératoire. Une incision de trois pouces fut faite dans l'axe de la clavicule au devant du siège de la fracture. On trouva une synoviale bien formée entre les extrémités fracturées. On aviva ces extrémités avec une pince coupante, on les perfora, puis on les rapprocha au moyen d'un fil métallique. On plaça un petit drain et on ferma la plaie par des sutures.

Pansement antiseptique, immobilisation du membre. Changement du 1er pansement le 8e jour : on trouva une réunion primitive et on enleva le drain. Le membre fut de nouveau immobilisé soigneusement.

Le 28e jour on revit le malade à la consultation externe, et le 50e jour après l'opération on trouva la réunion parfaite et on cessa le traitement.

Le fil d'argent ne s'était pas encapsulé et fut enlevé. On mesura les dimensions de la clavicule et une mensuration attentive montra qu'elle était d'un quart de pouce plus courte que l'autre. Le deltoïde était très atrophié et la circonférence du bras à la partie moyenne était de deux pouces inférieure à celle du côté opposé. Les mouvements de l'articulation de l'épaule étaient à peu près complètemsnt abolis.

B.   7

Le blessé fut soumis au massage et aux courants faradiques ; on l'engagea à faire le plus possible de mouvements spontanés.

Les fonctions revinrent lentement et graduellement ; le 15 janvier 1890, 4 mois après l'opération, le malade put reprendre en partie son métier de conducteur. Sous l'influence des efforts qu'il dut faire, l'amélioration progressa bien plus rapidement ; le 15 août on pouvait la considérer comme complète, et c'est tout au plus si le deltoïde était un peu moins volumineux que celui du côté opposé.

Son travail force l'opéré à soulever de lourds tonneaux de bière pour les mettre de terre sur son camion, et il le fait sans douleur aussi bien qu'avant son accident.

La grande majorité des interventions tentées longtemps après le traumatisme, ont eu pour but principal la résection d'un cal vicieux ou hypertrophique.

M. Delens, dans une observation déjà ancienne, se contenta avec plein succès de cette résection sans faire de suture osseuse ultérieure.

OBSERVATION XV

Delens. — *De la résection d'un cal comprimant les vaisseaux et les nerfs sous-claviers. (Archives générales de médecine*, 1881, II, p. 171.)

Breton E..., âgé de 42 ans, chauffeur dans un lavoir public, est entré le 1er janvier 1881 dans notre service pour une fracture de la clavicule gauche, compliquée de la fracture des deux côtes du même côté.

C'est un homme vigoureux, habituellement d'une bonne santé. La coexistence d'une fracture de côtes rendit difficile l'application rigoureuse d'un appareil contentif pour la fracture de la clavicule; cependant, au bout de quelques jours, le blessé put supporter une écharpe de Mayor, qui immobilisa suffisamment le membre sur la paroi thoracique. A part le chevauchement complet des fragments, notre attention ne fut pas particulièrement attirée sur les suites de cette fracture, pendant la durée du séjour du blessé dans nos salles. Le 1er février, il put être envoyé en convalescence à Vincennes. Les fragments s'étaient consolidés, et rien ne faisait prévoir que les mouvements du bras ne se rétabliraient pas.

Cependant, le 19 mars, Breton rentrait à l'hôpital Tenon et était placé au n° 6 de la salle Monthyon. Depuis sa sortie, non seulement il n'avait pu se servir de son membre supérieur gauche, mais il le voyait s'affaiblir tous les jours. De fait, il était arrivé à un état d'inertie à peu près complète.

Nous constatons que les fragments de la clavicule chevauchent fortement, le fragment externe est au devant de l'interne ; ils sont réunis par un cal volumineux dont l'épaisseur antéro-postérieure peut être évaluée à 5 centimètres. Ce cal est dur, solide, et il n'y a aucune mobilité des fragments.

Tous les muscles du membre supérieur gauche ont subi une diminution de volume appréciable à la vue et très notable. Les téguments de la main ont une coloration légèrement violacée et le patient se plaint d'une sensation de fourmillements dans les doigts, mais ce dont il se plaint plus encore, c'est d'être incapable d'aucun effort. Bien qu'il n'y ait pas de paralysie complète localisée à un groupe de muscles, nous constatons facilement que tous les muscles du membre supérieur ont subi une diminution considérable de leur contractilité. Les doigts de la main, par exemple, peuvent se fléchir et s'opposer au pouce, mais ils ne peuvent saisir le plus léger objet, tel qu'un porteplume. L'inertie et l'impotence du membre sont complètes. L'exploration de la sensibilité tactile ne montre pas de diminution bien marquée ; la sensibilité à la température est conservée.

Les battements de l'artère radiale gauche, comparés à ceux de la droite, sont manifestement affaiblis. Il existe, en un mot, un ensemble de signes indiquant un double compression portant à la fois sur le plexus brachial et sur l'artère sous-clavière. Cette compression doit être évidemment rapportée au volume exubérant du cal de la fracture claviculaire.

Nous regrettons que l'appareil instrumental nous ait fait défaut pour prendre exactement les températures comparatives des deux membres supérieurs. Nous devons dire cependant que M. Chéron, notre interne, en employant un thermomètre ordinaire, a trouvé que du côté gauche il y avait une légère élévation de température (environ 1/20e de degré.

En présence de ces signes et de l'inertie complète du membre, nous nous décidons à intervenir par une opération chirurgicale pour supprimer la compression du plexus brachial et de l'artère sous-clavière.

Le 25 mars, après avoir chloroformé le blessé, nous faisons sur la face supérieure de la clavicule une incision de 8 centimètres de longueur dont la partie moyenne répond à la saillie du cal et des fragments. Le périoste épaissi est incisé dans cette même étendue. A l'aide d'une rugine, nous le décollons facilement sur toute la face supérieure et postérieure du cal qui, dans cette partie, est bien et régulièrement arrondi. La saillie du cal se porte en bas et en arrière; sa consistance et son aspect indiquent qu'il est formé de tissu spongieux très dense. Nous faisons saisir par un aide placé en arrière la partie saillante du cal à l'aide du davier de Farabeuf, et avec l'anse d'une scie à chaîne, nous détachons sans peine le segment osseux saisi entre les mors du davier. Ce segment a environ 10 millimètres d'épaisseur. Avec une gouge et un maillet, nous enlevons encore, par petits fragments, environ 1 centimètre de tissu osseux, de manière à bien niveler la partie postérieure du cal et la surface de section est, en dernier lieu, égalisée avec une rugine courbe pour ne laisser aucune pointe osseuse saillante ni aucune arête vive. Pendant tout ce temps de l'opération, les parties molles sous-jacentes et la région des vaisseaux et des nerfs ont été protégées par un large écarteur et par le doigt.

L'écoulement sanguin a été médiocrement abondant. Il n'y a pas eu besoin de faire de ligature et les parties situées en dehors de la couche périostique décollée n'ont, à aucun moment, été dénudées et intéressées. La résection a été réellement sous-périostique.

Le périoste ayant été rapproché de la surface de section osseuse, les lèvres de l'incision cutanée ont été réunies par treize points de suture d'argent. Un drain a été placé à l'angle interne de la plaie.

La pulvérisation phéniquée a été pratiquée pendant toute la durée de l'opération, et le pansement de Lister appliqué sur la plaie, en ayant soin de multiplier les doubles de gaze phéniquée au niveau du creux sus-claviculaire pour y exercer une certaine compression.

Immédiatement après l'ablation de la partie saillante du cal par la scie à chaîne, les battements de l'artère radiale gauche ont repris leur amplitude. A la fin de l'opération, on reconnaît également que la coloration des téguments de la main est redevenue naturelle. Le lendemain, nous constatons que du sang est retenu en assez grande abondance dans la plaie. Cet état persiste avec un peu d'érythème et de sensibilité de la peau de la région sus-claviculaire, mais sans élévation de température jusqu'au 29 mars.

A cette date, au moment du pansement, il existe des signes évidents de suppuration qui obligent à enlever les points de suture. Il s'écoule du pus, et, à partir de ce jour, le pansement à l'eau-de-vie camphrée avec la charpie est substitué au pansement de Lister.

Le bourgeonnement du fond de la plaie s'est produit très rapidement et a comblé, en peu de jours, la plus grande partie de la plaie qui suppure très peu. Il n'y a pas de fièvre ; l'état général est bon et une amélioration très marquée se fait dans la contractilité musculaire. La pression exercée par la main du côté opéré est déjà très appréciable.

7 avril. — L'opéré se lève, mais éprouve du malaise. Le surlendemain, un petit abcès s'est formé au dessus de l'extrémité interne de la clavicule et oblige à passer sur ce point un drain dont l'autre extrémité ressort par la plaie.

Le 11, la plaie est presque comblée par les bourgeons charnus, la suppuration est très minime. La force de la main gauche essayée au dynamomètre donne 15 kilos. La main droite amène 45 kilos.

Les muscles du bras n'ont pas encore notablement augmenté de volume, car tandis que la circonférence du bras droit à sa partie moyenne est de 28 centimètres, elle n'est que de 24 centimètres pour le bras gauche.

Le 17, la plaie est réduite à une ligne de bourgeons charnus. La main gauche donne 18 kilos au dynamomètre.

Le 23, la cicatrisation est presque achevée, Il reste à peine deux ou trois petits îlots de bourgeons charnus à fleur de peau, qui exigent encore un pansement.

On commence la faradisation des mu.cles, surtout du biceps et du triceps brachial.

Le 2 mai, la main gauche donne au dynamomètre 20 kilos. Le mouvement d'abduction et d'élévation du bras est encore difficile et incomplet, et le volume des muscles n'a pas sensiblement augmenté.

Le 3, l'opéré est envoyé en convalescence à Vincennes. Il est revenu à sa sortie de l'asile de Vincennes au commencement de juin et a été présenté à la Société de chirurgie dans la séance du 8 juin. L'électrisation a été faite régulièrement depuis sa sortie de l'hôpital. La main gauche donne actuellement 30 kilos au dynamomètre.

Les muscles n'ont pas encore recouvré leur volume primitif, et il persiste une certaine gêne dans les mouvements d'élévation et d'abduction du bras. Cependant, l'opéré se trouve satisfait du résultat obtenu et quitte le service le 9 juin comptant reprendre son travail.

Nous l'avons revu le 10 juillet. A cette époque, la main gauche essayée au dynamomètre donnait 50 kilos. Le résultat de l'opération peut donc être considéré comme complet.

La plupart des chirurgiens ont jugé préférable de joindre à la résection du cal la suture de l'os. C'est évidemment une sécurité de plus contre la récidive des accidents qui, nous l'avons déjà dit à plusieurs reprises, tiennent souvent à l'impossibilité où l'on a été de les maintenir en place.

La première des observations de ce genre appartient à notre connaissance à M. Blum.

OBSERVATION XVI

Blum. — *Fracture de la clavicule, cal vicieux ayant déterminé de la névrite du plexus brachial; Ostéotomie; Guérison. (Archives générales de médecine*, 1888, I, 742-745.)

Le nommé C... Alfred, âgé de 48 ans, chauffeur, eut, au mois de septembre 1887, la clavicule droite cassée par une lourde barre de fer; il fut soigné à l'hôpital d'Argenteuil où on lui posa un appareil trop serré, à ce qu'il dit. Le malade signale seulement pendant ce temps quelques douleurs vagues dans le bras et dans l'épaule.

Quand on retira l'appareil, on constata de la raideur dans les petites articulations de la main et surtout du coude, l'avant-bras étant fortement fléchi sur le bras, avec impossibilité de l'extension; on mobilisa l'articulation du coude sous le chloroforme, et le malade retrouva l'usage de son bras.

Mais depuis sa sortie de l'hôpital, on constata, outre cette gêne des mouvements qui reparut peu à peu, l'apparition de divers troubles nerveux C'est ce qui décida le malade à entrer à l'hôpital Tenon, dans le service de M. le docteur Blum, le 6 janvier 1888.

La fracture paraît être tout à fait consolidée et on n'obtient pas de mobilité des deux fragments l'un sur l'autre. Mais la consolidation s'est faite vicieusement par un cal exubérant : peu sensible à la face antérieure ainsi qu'à la face supérieure de l'os, le cal offre à l'union du tiers externe avec les deux tiers internes de la clavicule une saillie de plus de 1 centimètre en arrière dans le creux sus-claviculaire ; il n'est nullement douloureux.

La gêne des mouvements, qui avait semblé rétrocéder, est maintenant revenue. Mais il faut tenir grand compte de l'atrophie musculaire et des raideurs articulaires. Cette impotence se manifeste surtout dans les mouvements des articulations métacarpophalangiennes. De plus, en même temps, on constate peu de phénomènes paralytiques ; la force musculaire est seulement diminuée dans les fléchisseurs des doigts, tous les autres muscles fonctionnent régulièrement. Le biceps est légèrement contracturé ; son tendon fait au pli du coude une saillie rigide.

L'examen des diverses sensibilités (contact, douleur, température) montre une légère exagération du côté malade, relativement au côté sain.

Le malade ne signale pas d'accès douloureux, ni de douleurs spontanées bien vives ; mais il se plaint de tressaillements, de fourmillements dans les mains.

De plus, si on suit le trajet de tous les nerfs, en les comprimant quelque peu, on voit qu'ils sont plus sensibles qu'à l'état normal : la pression du médian au pli du coude détermine une douleur assez vive.

Mais c'est surtout au-dessus de la fracture, dans le triangle

B.   8 sus claviculaire, que la pression du plexus brachial provoque une forte douleur s'irradiant jusque dans le côté opposé.

A côté de ces troubles de sensibilité, on remarque de nombreux troubles de nutrition du membre. C'est d'abord l'atrophie générale du membre ; au bras, on constate 1 cent. 1[2 de moins que dans la circonférence du bras sain, différence d'autant plus sensible qu'on a affaire au bras droit ; à la main, on observe le complet aplatissement des éminences thénar et hypothénar. Ce sont enfin les déformations des articulations phalangiennes et métacarpo-phalangiennes, dont nous avons déjà parlé au point de vue de l'impotence fonctionnelle, l'aspect caractéristique de la main (glossy skin) avec la coloration violacée des téguments et l'exagération de la sécrétion sudorale, les incurvations et les sillons des ongles, en un mot l'ensemble ordinaire des troubles trophiques.

Aucun signe de compressipn vasculaire.

Notons enfin que la température de la main présente 2/10es de moins que celle de la main saine.

De l'ensemble de ces troubles nerveux survenus après une fracture de la clavicule, il était facile de conclure à une compression du plexus brachial par un cal exubérant. Cependant, les symptômes observés ont porté beaucoup moins sur l'état de force musculaire que sur la nutrition du membre. Il n'y a pas eu simple compression du plexus déterminant l'arrêt des fonctions des branches nerveuses, et se caractérisant par des paralysies netten et par des anesthésies plus ou moins étendues.

Ce qui domine dans ce cas, ce sont les troubles trophiques et la douleur sur le trajet des nerfs, c'est-à-dire l'inflammation du nerf.

En présence de ces phénomènes de névrite, et étant donnée la présence de ce cal volumineux, M. Blum se décida à intervenir et à réséquor la partie saillante, c'est-à-dire la partie postérieure du cal.

L'opération fut faite le 7 février. Le malade étant endormi, on fait une incision de 8 à 10 centimètres et on met la clavicule à nu. On constate alors que le cal est encore plus volumineux qu'il ne paraissait et qu'il s'étend en arrière et en bas. On résèque avec l'ostéotome et le maillet la partie postérieure qui fait saillie dans une étendue de 1 cent. 1 2 et le segment une fois enlevé, on s'aperçoit que la fracture n'est pas consolidée et que les deux fragments mobiles l'un sur l'autre, sont surtout réunis par un cal fibreux. Une partie volumineuse du cal subsiste à la partie inférieure; on en supprime ce que l'on peut atteindre, soit avec l'ostéotome, soit avec la pince coupante, en ayant soin de protéger le paquet vasculo-nerveux. Cela fait on passe sous la clavicule et à l'aide de la sonde de Blandin un fort fil d'argent au moyen duquel on amène les deux fragments de la clavicule au contact, et que l'on fixe sur une encoche, pratiquée sur le fragment externe en le tordant à la partie supérieure. On fait la suture de l'incision avec drainage. Pansement iodoformé et compressif et immobilisation du bras dans une écharpe maintenue par une bande.

Le lendemain, le pansement étant un peu taché par un léger écoulement sanguin, on le change. Il n'y a pas eu de fièvre, la plaie a très bon aspect. Le malade signale seulement quelques douleurs à la plaie et au bras.

Deuxième pansement le 12 février ; pas de fièvre ni de douleurs. Il y a eu un léger écoulement par le tube, mais sans trace de pus.

Le 14 le malade a eu de l'insomnie, souffrant beaucoup de sa plaie et aussi au niveau du cou et de la main; la température normale tous les jours précédents, s'est élevée à 39° ce matin, On défait le pansement, il y a un léger écoulement sanguinolent par le drain ; mais la plaie est absolument nette ; on supprime les points de suture, et l'on refait le même pansement, avec une compression très forte.

Les jours suivants, on constate quelques petites élévations de température avec un état saburral qui céde peu à peu, sous l'influence de purgatifs. La plaie est d'aillèurs réunie par première intention, sans trace de suppuration ; l'ouverture du drain elle-même est bientôt cicatrisée.

Les jours qui ont suivi l'opération, on rechercha la douleur du plexus brachial au niveau du cou ; elle semblait à ce moment accrue. Mais l'examen pratiqué le 29 février permit de constater qu'elle avait disparu. Il n'y a d'ailleurs pas de modification du côté des troubles trophiques observés à la main. Aucune douleur non plus, aucun accès névralgique.

On constate que les deux fragments sont immobiles ; le fil d'argent qui a servi à la suture se sent dans le tissu cellulaire sous-cutané, où il n'occasionne ni douleur, ni gêne.

Pendant l'immobilisation dans l'écharpe, les douleurs articulaires ont reparu dans les articulations de la main, de l'avant-bras et du coude. On les combat par des mouvements méthodiques forcés, par des bains et des douches sulfureuses.

Le malade quitte le service le 17 avril, commençant à se servir de son bras.

En somme, si le résultat immédiat n'a pas été aussi satisfaisant que celui obtenu dans le cas de compression simple, si la disparition des troubles n'a pas, comme dans ce cas, suivi tout de suite la rétention de l'agent de la compression, on a réussi à enrayer la névrite, et on a détruit la cause permanente qui l'entretenait, mettant ainsi le malade sur la voie d'une guérison définitive.

Le malade, à son retour de Vincennes, revient nous voir à l'hôpital où on constate une amélioration considérable de son état. Les troubles trophiques ont disparu, et il est en pleine voie de guérison.

Voici encore trois autres observations très analogu ; la première due à M. Chipault, les deux autres récemment publiées, l'une en France, l'autre en Amérique.

OBSERVATION XVII

Fracture de la clavicule gauche en septembre 1892. Aprés l'ablation de l'appareil, déplacement progressif des fragments et compression du plexus brachial, avec atrophie du membre et troubles trophiques. Réduction et suture, très bon résultat.

B..., âgé de 45 ans, berger, dans une chute de 7 mètres, se fracture la clavicule gauche le 10 septembre 1892, à l'union du tiers externe et de deux tiers internes. Le soir même de l'accident on appliqua une écharpe de Mayor, qui fut remplacée au bout de quinze jours par un appareil plâtré. Quand on enleva celui-ci au bout d'un mois, on constata une immobilisation incomplète de fragments, et une gêne fonctionnelle du moignon du membre supérieur avec vives douleurs au niveau de la fracture. Le malade se refusa d'abord à tout soin nouveau, mais son infirmité et sa douleur augmentant peu à peu, il se décida, en avril 93, à entrer à l'hôpital d'Orléans.

Il porte alors au niveau de sa fracture un cal volumineux, sur-plombé en haut et en dedans par le fragment interne, formé dans sa partie inféro-interne par le fragment externe comprimant le plexus brachial, et déterminant à ce point des douleurs augmen-tées par la pression sur ces fragments. Les muscles de l'épaule ont conservé leur volume et leur action sauf le grand pectoral et le deltoïde légèrement atrophiés ; le membre supérieur présente une atrophie d'autant plus marquée qu'on approche davantage de son extrémité, la circonférence du bras est de 1 centimètre de moins que celle du côté opposé, la circonférence de l'avant-bras, de 1 cent. 1/2. La main est surtout atteinte du côté de l'éminence thénar et des premiers espaces interosseux. En outre l'avant-bras est en flexion à angle droit, le poignet en hyperextension, le pouce en adduction et les phalangettes légèrement fléchies. Tous les mouvements sont très limités : la limitation de la flexion et de l'extension du coude paraît surtout tenir à un léger degré de contracture du biceps dont on sent le tendon au pli du coude; l'impossibilité de fléchir le poignet, ou de lui faire subir des mouvements de pronation et de supination ont pour cause principale l'atrophie des fléchisseurs pronateurs et supinateurs ; les petites articulations des doigts sont immobilisées par des raideurs articulaires.

Les muscles de l'éminence thénar, les premiers inter osseux, les fléchisseurs pronateurs et supinateurs de l'avant-bras pré-sentent très nettement la réaction de dégénérescence.

Les troubles trophiques du membre sont très marqués : en dehors des raideurs déjà signalées, ils sont caractérisés par un amincissement considérable du bout des doigts, un état lisse et rougeâtre de la peau de la main, une fragilité extrême des ongles qui se sont enroulés latéralement du côté radial.

Il n'y a pas de troubles de la sensibilité, sauf une très légère hyperesthésie aux contacts superficiels, au niveau de l'avant-bras et du bras, hyperesthésie sans délimitation nette.

Le membre atteint et celui du côté opposé ne présentent pas de différence de température au thermomètre. Les battements de l'artère radiale sont nettement moins intenses du côté malade.

Pas de douleur à la pression des troncs nerveux du membre.

Sans nous attarder à un traitement électrique qui, étant donné la cause locale et permanente du mal, n'aurait pu donner de résultat sérieux, nous fîmes, quelques jours après, la résection du cal et la suture de la clavicule sous chloroforme, avec les précautions antiseptiques habituelles. L'incision fut faite au bord supérieur de l'os, les deux fragments, résultant d'une fracture oblique en bas, en arrière et en dedans, séparés l'un de l'autre au ciseau de Mac Even, puis « ébarbés » réduits à leur volume normal, et après passage d'un fil d'argent au perforateur dans l'un puis dans l'autre. bien rapprochés, enfin fixés par torsion et rabattement du fil sur le bord inférieur de l'os. Pendant ces divers temps de l'opération somme toute assez délicate, nous avions eu soin de placer sous l'os une spatule métallique destinée à protéger contre toute échappée les nerfs sous-jacents. Les fragments bien mis en place, le périoste fut suturé au catgut par dessus la suture osseuse, la peau suturée au crin de florence. Pansement iodoformé, appareil immobilisant le bras.

Guérison normale de la plaie : ablation des fils et suppression du pansement, le 8e jour. On constate à ce moment l'immobilisation parfaite des fragments, l'absence de douleurs par pression du plexus, et même le retour d'une légère mobilité des doigts et du pouce.

A partir du quinzième jour, des mouvements passifs furent imprimés aux diverses articulations du membre, un peu d'électrisation faite sur les muscles atrophiés, tout en laissant encore le membre en repos dans l'intervalle des séances : puis vers la fin du premier mois sa liberté complète lui fut rendue, les mouvements revinrent très rapidement tous en même temps. Les muscles reprirent peu à peu leur volume, les raideurs articulaires et les troubles trophiques disparurent. Au bout de deux mois, l'opéré pouvait déjà se servir de sa main et tenir avec elle quelques objets. Il quitta l'hôpital le 20 juin, se servant de son membre aussi bien que possible.

J'ajouterai que les réactions de dégénérescence, la main de singe avaient disparu peu à peu, que le bras avait fini par reprendre le même volume que celui du côté opposé, et que dès après l'opération les battements de la radiale étaient redevenus égaux à ceux du côté opposé.

OBSERVATION XVIII

(Reynier) in : Richard. *Indication du traitement des fractures de la clavicule par la suture osseuse.* Th. Paris, 1893, p. 49.

En février 1891, une femme de 45 ans environ, se fracture la clavicule gauche, à l'union du tiers moyen et du tiers externe.

Après réduction des fragments, le membre supérieur est immobilisé ; mais au bout de quelques jours, des douleurs très vives apparaissent au niveau du plexus brachial.

Le malade vient alors à l'hôpital Tenon, quinze jours environ après son accident. On constate l'existence d'un cal volumineux, et à cause de la gravité des phénomènes nerveux, on se décide à intervenir pour diminuer le volume du cal et suturer les fragments.

Au cours de l'opération, on trouve les fragments reliés par des brides fibreuses peu solides, et par un manchon fibreux qui leur laisse la liberté de chevaucher l'un sur l'autre.

Le périoste est décollé autour des extrémités, et celles-ci sont réséquées en partie. On les réunit ensuite au moyen de deux fils d'argent.

Nous ne savons pas en combien de jours, exactement, la consolidation fut obtenue.

Un an et demi après l'opération, la femme fut revue par le docteur Reynier. Elle présentait un cal peu volumineux ; quant au fonctionnement du bras il était absolument normal.

OBSERVATION XIX

Mannley. *Brachial palsy from fracture of the clavicle. Medical News*, 1893, I, 129.

Homme d'une excellente santé, il y a deux mois, étant en état d'ébriété, il tomba sur l'épaule gauche et constata de suite que son bras gauche était devenu impotent. A l'hôpital « Haerlem » on constata qu'il avait une fracture de la clavicule, près de l'extrémité acromiale. La fracture fut réduite et l'on recommanda au blessé de revenir au bout de quelques jours, mais il ne reparut qu'au bout de six semaines, ayant son bras entièrement paralysé. Il déclara que le lendemain du jour de l'accident il avait enlevé son pansement et s'était mis à travailler sans avoir éprouvé grande gêne pendant quatre semaines. Puis le bras était devenu douloureux et faible. Enfin complètement impotent.

Quelle était la nature de cette paralysie? Centrale ou périphérique, primitive ou traumatique. Evidemment la première proposition devait être éludée, pour une foule de détails sur lesquels il est inutile d'insister. Notant, d'autre part, que le traitement de la fracture avait été nul, que les fragments étaient très déplacés, on pouvait affirmer que l'atrophie musculaire et la paralysie motrice étaient dues à la compression du plexus brachial, par un mécanisme analogue à celui que l'on rencontre dans les ostéo-sarcomes du plexus brachial, comprimant les plexus et les vaisseaux du membre. Il s'agissait en somme de compression par cal hypertrophique.

La cause des accidents étant très nette, que faire? Dans un cas comme celui-ci, où la déformation était considérable, et les troubles trophiques extrêmement marqués, la seule conduite rationnelle était d'inciser et de réséquer la partie exubérante du cal, de fracturer l'os à l'ostéotome et de suturer les fragments, pour enlever la compression et aider la restitution fonctionnelle complète.

Cette intervention est difficile et dangereuse. Si l'on songe que cette partie du bord inférieur de la clavicule est tout près de l'extrémité antéro-supérieure de la cavité pleurale, que l'os est immédiatement sous jacent au plexus brachial ainsi qu'aux artère et veines claviculaires, on comprendra qu'il faille agir avec la plus grande prudence pour ne pas infecter les plèvres, ou ne pas leser les gros vaisseaux, si voisins de l'os.

Je fis donc une longue incision suivant la direction de l'os et désinsérai le sous-clavier et le grand pectoral. Ceci fait avec un ostéotome solide, je réséquai le cal, coupai entre les deux fragments avec une scie à métacarpien et enlevai à l'emporte-pièce suffisamment des deux fragments pour pouvoir les mettre en contact sans effort et sans compression. Une petite suture au catgut immobilisa les deux fragments. Plaie réunie sans drainage.

Ni fièvre, ni pleurésie, et au bout de deux mois sortie de l'hôpital, avec retour complet de la motilité de la main et du bras.

L'observation suivante quoique très analogue, est intéressante par la nature toute particulière des accidents : accidents épileptiformes provoqués par la compression digitale du plexus ou par les divers mouvements du bras qui déplaçaient le fragment externe de l'os (1).

---

(1) Rappelons à ce propos que, dans une fracture simple de la clavicule, la coïncidence de l'épilepsie peut devenir une raison de suturer les fragments, par l'impossibilité où mettent les crises de les bien maintenir réduits. Ce fut le cas chez une malade de Ninni.

OBSERVATION XX

Birmoser. *Beitrag zur Lehve von der reflex epilepsie. Clavicula-Fraktur als œtiologisches Moment. Heilung auf operativem Wege. Internationale Klinische Rundschau*, 1888, p. 132.

J..., homme de 19 ans, qui à l'âge de 9 ans, jouissant d'une santé parfaite et jouant avec un camarade d'école, se fractura la clavicule droite. Par crainte d'être puni, il cacha la douleur qu'il éprouvait, et sa mère s'aperçut seulement de ce qui était arrivé, en faisant, quelque temps après, prendre un bain à son fils. Un médecin plaça un appareil, cependant la fracture guérit avec pseudarthrose.

Lorsque je vis le malade, en mai 1887, la clavicule droite était raccourcie. Depuis l'acromion jusqu'à l'articulation sterno-claviculaire, il y avait seulement 11 cent. 1/2 contre 13 centimètres du côté sain. Le fragment acromial, déplacé en bas, était de 3 centimètres plus court que le sternal qui se voyait en haut ; les extrémités de l'un et de l'autre étaient parfaitement appréciables. Le bras du coté atteint était très affaibli. (17 k. au dynamomètre contre 25 k. à gauche). La sensibilité des deux membres supérieurs était à peu près égale. Cependant la pression sur les nerfs intercostaux, de la deuxième à la cinquième côte droite était très douloureuse, et le patient se plaignait alors de douleurs irradiées venant du foyer de la fracture.

Lorsqu'on appuyait sur le fragment acromial, en le refoulant du côté du plexus, cette manœuvre provoquait de très vives douleurs et il m'est arrivé, à plusieurs reprises, de provoquer ainsi des crises épileptiques, commençant par de la raideur et de la rotation du tronc à droite, puis par quelques crampes chroniques, et se terminant par du coma généralisé. Souvent l'attaque commençait par un slasme tonique de l'épaule. Une forte pression sur le médian pouvait arrêter l'attaque. Si celle-ci se produisait spontanément, elle était précédée d'une douleur irradiée au siège de la fracture.

Quant à ce qui regarde l'évolution générale de ces crises, on pouvait apprendre ce qui suit :

La première était apparue neuf mois après l'accident, et avait été caractérisée par un aura au niveau de la lésion, et une légère rotation du tronc, sans perte de connaissance. Au bout de quelques mois, une seconde attaque semblable s'était produite, puis de même tous les deux ou trois mois, parfois avec des intervalles plus longs. La perte de connaissance et les convulsionssurvenues vers 15 ans, caractérisées par des tiraillements des muscles du tronc, de la rotation du corps, des mouvements du bras. C'est seulement à 16 ans que survint une attaque épileptique tout à fait franche avec début simultané de la perte de connaissance et des convulsions.

Depuis cette époque, l'existence est devenue absolument intolérable ; pendant les trois années qui se sont écoulées, les attaques se sont reproduites tous les jours, et, dans les derniers mois, jusqu'à trois ou cinq fois dans le même laps de temps.

Le fait que le malade n'avait aucune prédisposition héréditaire à ces accidents, qu'ils étaient survenus 9 mois après le traumatisme, qu'ils débutaient par un aura venant du foyer de la fracture, qu'ils pouvaient être provoqués par une pression sur le fragment externe, portaient à penser qu'il s'agissait d'épilepsie réflexe, curable par une intervention destinée à libérer le plexus de la compression. Le petit volume du crâne, très dolicocéphale, était seul pour nous embarrasser.

L'opération fut faite le 17 août 1887, par le docteur Schindler ; les extrémités mobiles rafraîchies à la scie et suturées avec un fil d'argent. Solide pansement immobilisateur.

Pendant l'opération, le malade, sans doute par auite des mani- pulations prolongées au niveau de son point malade, eut une attaque. Aussitôt après son réveil, on lui donna 2 grammes de chloral pour diminuer autant que possible l'intensité des attaques. La guérison fut absolument apyrétique et le pansement enlevé le 10e jour.

Pendant les trois jours qui suivirent l'opération les crises s'éle- vèrent jusqu'à six par jour ; puis, au bout d'une semaine, il n'en survint plus que deux à trois par jour, dont l'intensité était no- toirement moindre.

En septembre, le maximum fut de deux attaques par jour, avec deux jours de répit.

En octobre elles cessèrent pendant quatre ou cinq jours, et ne s'élevèrent jamais au-dessus de une à deux par jour.

En novembre il y eut trois répits, l'un de neuf, l'autre de sept, l'autre de onze jours, et une attaque seulement par jour dans les intervalles.

En décembre il y eut une seule attaque, le 11 ; ce fut la der- nière. A cette époque l'os était parfaitement consolidé et le cal entièrement résorbé.

Pendant six mois, le malade resta sans avoir d'attaques, puis en août, il mourut de pthisie. Meynert, qui fit l'autopsie, en fit le résumé suivant :

« Crâne extrêmement dolichocéphale, 49 centimètres de circon- férence, 11 centimètres de diamètre à la région frontale, 13 à la région pariétale, 17 de longueur, épais, dense, adhérant à la dure- mère, dont la face interne était de couleur blafarde. Méninges internes très congestionnées, substance cérébrale blanche pâteuse, très vasculaire, ventricules de volume normal, contenant de la sérosité claire. Ependyme mince ainsi que la corne d'Ammon de même consistance que le reste du cerveau. Ganglions de la base blanchâtres, cervelet mou, pont et bulbe gris. Mort de péritonite purulente par perforation tuberculeuse de l'intestin ; tuberculose aiguë du poumon gauche.

Toutes les interventions précédentes ont été heureuses. On peut dire que la possibilité d'intervenir chirurgicalement a totalement changé le pronostic des accidents nerveux consécutifs aux fractures de la clavicule : ce qu'on voit bien en comparant ces dernières observations aux observations groupées dans notre premier chapitre.

Toutefois une intervention trop tardive pourrait rester sans succès. La sclérose des nerfs, résultat de toutes les causes que nous avons étudiées à notre chapitre de pathogénie pouvant avoir pour conséquence de la névrite, même de la névrite ascendante ainsi que cela advint dans le fait suivant où le malade ayant longtemps refusé l'intervention, on dut en arriver plus tard à la désarticulation de l'épaule, qui sans doute n'a pas été suivie elle-même d'un résultat complet.

OBSERVATION XXI

In Poirier (P.). — *De la suture osseuse dans les fractures de la clavicule*. (*Semaine médicale*, 1891, XI, 362-364).

J'ai eu à examiner, à une épreuve du concours pour la place de chirurgien des hôpitaux, un malade atteint de fracture comminutive de la clavicule. Cet homme, âgé de 35 ans, couché au n° 27 de la salle Saint-Côme, dans le service du professeur Tillaux, avait fait une chute du siège de sa voiture.

Je constatai une fracture comminutive de la clavicule, vers la partie moyenne de l'os ; un des fragments, complètement détaché, s'enfonçait dans la profondeur de la région sus-claviculaire. En suivant ce fragment d'avant en arrière on arrivait à un point fort douloureux répondant à l'interstice des scalènes. En ce point, la moindre pression déterminait des douleurs d'une violence extrême.

Avec ces symptômes locaux, on constatait une paralysie complète du membre supérieur droit ; la mobilité et la sensibilité étaient complètement abolies, excepté sur la région interne du bras où la piqûre de l'épingle était sentie. Le deltoïde n'était pas complètement paralysé, cependanf il n'avait pas de mouvements anormaux. Nul symptôme du côté des vaisseaux tant artériels que veineux. Je portai le diagnostic : fracture comminutive de la clavicule droite ; un fragment s'est enfoncé en arrière, horizontalement, déchirant ou comprimant les branches du plexus cervical ; comme traitement : il est urgent d'inciser, d'aller à la recherche de ce fragment, de le dégager, et de procéder à l'égard des lésions nerveuses suivant les lésions constatées.

Le diagnostic et le traitement furent d'accord avec ceux du jury.

Cependant, l'opération ne fut pas pratiquée, le blessé ayant préféré quitter l'hôpital.

Quelques mois après, mon collègue et ami Ricard, remplaçant M. Terrillon à la Salpêtrière, eut l'occasion de revoir le malade, qui s'était présenté à la consultation des maladies nerveuses (service du professeur Charcot) avec une atrophie de tout le membre supérieur droit.

Au niveau de la fracture, Ricard constata l'existence d'un cal de la grosseur du poing, occupant tout le creux sus-claviculaire.

L'extirpation de ce cal fut difficile, Ricard fut obligé de l'attaquer avec la gouge et le maillet pour pouvoir libérer les nerfs. Le résultat opératoire fut parfait ; le résultat thérapeutique nul.

Le malade continua à souffrir, et peu après, M. Terrillon ayant repris le service, fit la désarticulation de l'épaule.

Je ne connais pas le résultat de cette dernière opération, faite probablement dans le but de combattre les douleurs extrêmement violentes occasionnées par l'engagement des filets nerveux du plexus brachial, dans le cal très volumineux qui s'était produit à cet endroit.

Après cette liste déjà longue et heureuse d'interventions, avons-nous besoin d'ajouter quelques mots sur le traitement post-opératoire nécessaire à suivre dans ces cas? Nous ne le croyons pas, l'immobilisation, le traitement électrique des muscles n'ayant dans le cas actuel rien de particulier.

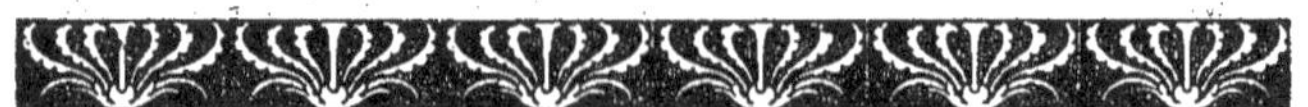

**Des lésions du plexus brachial dans les fractures fermées
de la clavicule et de leur traitement par la suture
osseuse.**

1° Les lésions du plexus brachial constituent la plus
fréquente et la plus intéressante au point de vue
clinique et thérapeutique des complications de la
fracture claviculaire.

2° Ces lésions sont de nature et de causes très diverses,
il en est d'immédiatement post-traumatiques, les unes
dues à la simple contusion du plexus, sans cause
persistante d'altérations, les autres à la pénétration
dans le paquet nerveux du fragment externe ou d'une
esquille détachée.

Il en est de secondaires précoces dues à l'épanchement séro-sanguin dans le foyer de la fracture.

Il en est de secondaires tardives, dues à l'évolution
d'un cal hypertrophique que peuvent faire prévoir
le déplacement considérable des fragments ou la
difficulté de leur contention; la présence de fragments

multiples ayant entraîné à distance des lambeaux de périoste destinés à proliférer.

3° Au point de vue du pronostic les complications nerveuses sont toutes graves et peuvent réduire le membre à l'impotence fonctionnelle la plus complète, sans compter la possibilité d'infections par les ulcérations trophiques.

La contusion du plexus sans cause persistante d'altération, se distingue par une gravité relativement moindre; mais il faut même dans ce cas faire des réserves sur l'évolution plus ou moins éloignée d'accidents dus à la névrite ou mieux à la sclérose cicatricielle des nerfs.

4° A cette gravité considérable doit correspondre un traitement énergique : lorsqu'il s'agit d'accidents immédiats, par la pointe du fragment externe ou par une esquille, on interviendra de suite en réséquant l'agent nuisible et suturant les fragments; une de nos observations est la preuve remarquable du bon résultat que l'on peut alors obtenir.

Lorsqu'il s'agit d'accidents par cal hyperthrophique, la résection de ce cal et la suture s'imposent également, peut-être même devrait-on, lorsque les conditions de la fracture peuvent faire prévoir la formation de ce cal, opérer sans attendre sa formation. En effet, les accidents névritiques, une fois en marche, peuvent ne pas êtrearrêtés par l'intervention, témoin l'observation publiée par Ricard dans le *Traité de chirurgie*.

Au contraire en les prévenant (observation de M. Poirier) ou en les saisissant à leur débnt (notre observation II) on est à peu près sûr d'un résultat heureux.

Pour la même raison, les accidents nerveux secondaires, rapides, dus à un épanchement séro-sanguin dans le foyer de la fracture, doivent être traités par l'évacuation de cet épanchement et par la suture ; c'est le seul moyen d'éviter l'englobement du plexus dans le tissu cicatriciel.

La seule variété de lésion du plexus brachial par fracture de la clavicule, qui demande à notre avis une grande réserve thérapeutique, est la contusion simple. On s'efforcera d'en faire le diagnostic par un examen très soigné du foyer de la fracture et de ses environs.

Des accidents hystériformes ou épileptiformes ont quelquefois accompagné les lésions du plexue brachial par fracture de la clavicule. Par l'impossibilité qu'ils apportent à la permanence de la réduction ils constituent une indication toute particulière et pressante de la suture osseuse.

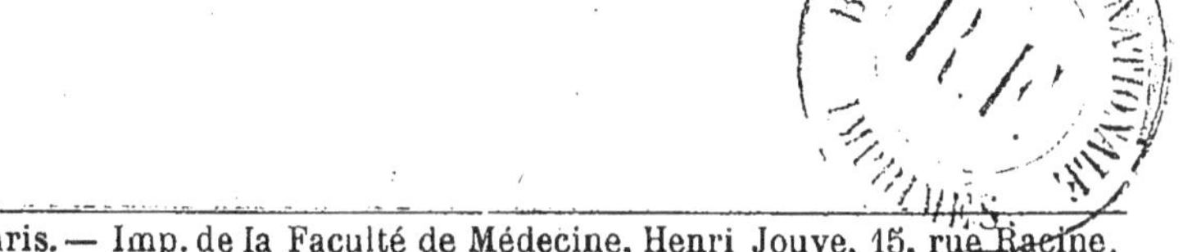

Paris. — Imp. de la Faculté de Médecine, Henri Jouve, 15, rue Racine.